中醫藥教材 02 (CG02)

藥膳學

中國醫藥大學 藥學系
李昭瑩、王儀絜、黃世勳 編著

文興印刷事業有限公司
Published by Wenhsin Print

目　錄

目　錄

作者序

中華民族歷代先賢即有「寓醫於食」、「醫食同源」之說，此顯示遠古時期有「醫療」的行為就有「食療」的概念。老祖宗把美食養身和防病治病溶為一體，能食能治，創造了藥膳。藥膳乃是在中醫理論基礎下辨證配膳，利用中藥和食物為原料，經由烹調而成的美味佳餚，將藥物作為食物，又將食物賦以藥用，藥借食力，食助藥威，使得飲食除了美食裹腹之外，更具有保健強身，進而達到預防、治療防治疾病，延年益壽的功效。藥膳既是營養豐富的美味菜餚，又有藥物滋補療疾的作用，可稱舉世無雙，是中華民族科學文化遺產中的一顆閃亮明珠。

中醫養生強調天人一體、陰陽平衡、身心合一，認為天地的所有變化都會影響到人，陰陽協調百病不侵，不但要重視有形身體的鍛鍊保養，更須注意無形心靈的修練調養。養生的方法隨著四時的氣候變化，寒熱溫涼，做適當的調整。在《黃帝內經》靈樞素問篇中，就有一套非常完整的養生學說。一般民眾向來視吃補為「有病治病沒病強身」，把中藥視為溫和補養的食療。事實上，在不瞭解自己體質，任意服用中藥有時不但沒辦法強身，可能還會越吃越糟糕！

本書嚴選養生中草藥，將其歸經、使用方法等逐一介紹。由於藥食同源，有些中藥材亦可作為食品食用。平時所食用的各式食材，本書亦有詳細分析，將食物作為飲食且維護身體、調和陰陽，並根據每個人的不同體質，使整體達到陰陽平衡、氣血通暢。本書內容編排有兒童保健藥膳、青少年保健藥膳、老年保健藥膳、婦女保健藥膳，自從食安風暴後，安全藥食材更是民眾所關心的話題，本書也將安心藥膳列入其中。

本人秉持對中醫藥的熱愛和信念，期望本書能提升大眾挑選藥材的優質度，能使讀者獲益良多，在養生保健的同時，亦能將藥膳食療推向高峰！至於中藥、中藥材之相關概念亦可參見拙著「中藥概論」一書。本書介紹藥膳作法與食材、藥材挑選上十分淺顯易懂，適合對養生食療有興趣的同好研讀，或在休閒時刻稍顯身手，相信能嘉惠一般大眾，在現今忙碌的社會中，只要願意花一點時間，即能為家人謀求健康與幸福。此次能與王儀絜藥師、黃世勳副教授共同撰寫本書，實為榮幸！

中國醫藥大學藥學系副教授

李昭瑩 謹誌 2017/ 8/ 23

第一章 藥膳的起源與發展

人類祖先為了生活，在大自然尋找食物的演化過程中，缺乏對動植物的認識，經常會誤食某些有毒的東西，而產生一些不良反應，甚至死亡，經過長期的生活和醫療經驗的累積，逐步地掌握有關物質的特性和效用，並能辨別食物、藥物與毒物，食療概念更早於醫療行為之前即已形成。

中醫食療保健歷史悠久，可追溯至 4000 年前，其基本思想認為飲食除了提供果腹，還有保健、治療疾病、強身的作用。具有這些特殊作用的食品，現今統稱為"功能食品"；相傳公元前 16 世紀，商代宰相伊尹已經強調烹調湯劑的重要性，更把不同藥材煮成湯液，治療疾病。

據《周禮·天官篇》記載，西周時期對於宮庭醫療，根據職責不同分為「食醫、疾醫、瘍醫、獸醫」四類，其中食醫就是專門負責膳食調配為王室的膳食營養衛生與保健把關。

《周禮》有食醫的記載："以五味、五穀、五藥養其病。"

《詩經》記載動植物約 200 餘種，目前還在使用的藥用食物約 50 餘種。

《黃帝內經》為最早記載用藥膳治病的書籍。在飲食治療和養生方面有明確的治則，強調"人以五穀為本"，"毒藥攻邪，五穀為養，五果為助，五畜為益，五菜為充，氣味合而服之，以補精益氣"的膳食配制原則。

《神農本草經》記載許多可供食用的藥物。根據藥物性能和使用目的不同而將藥物分為上、中、下三品。

上品 120 種為君，主養命以應天，無毒，多服久服不傷人，欲輕身益氣，不老延年者，本上經。屬營養強壯藥，認為上品藥是無毒中藥能滋養保健，多有補養功效，主要用來"輕身益氣、不老延年"，如：人參、大棗、茯苓、川芎、地黃、薯蕷、五味子、枸杞子等可經常服用。但從《神農本草經》收載分析，上品藥未必都能用來"輕身益氣、不老延年"的無毒中藥，甚至有些中藥，如：朱砂主要含硫化汞，久服不但無法"通神明不老"，還會引起汞中毒。上品中記載的丹砂即是朱砂。因此，丹砂、朴硝等雖列為上品，是否可多服、久服，有待斟酌。

中品 120 種為臣，主養性以應人，無毒有毒，斟酌其宜，欲遏病補虛贏者，本中經。認為中品藥有袪邪治病效果，如：生薑、貝母、當歸、黃耆、百合、芍藥、龍眼等，可斟酌使用於藥膳中。如：四物湯(《和濟局方》)主治貧血、更年期障礙、

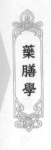

產前產後諸病症。其組成包括地黃（滋補、上品）、川芎（行氣、中品）、當歸（補血、中品）、芍藥（柔肝、中品）。

下品 125 種為佐使，主治病以應地，多毒不可久服，欲除寒熱邪氣，破積聚愈疾者，本下經。下品藥大多數是指有劇毒之藥物，如：大戟、附子、芫花、巴豆、杏仁等；但也有少數下品藥是無毒的，如：大黃、連翹、白頭翁等。而其中的附子、杏仁等，若經適當的炮製，並依個人的需求及使用量，亦常用於藥膳製作。如：「何首烏燉雞」藥膳中常含有附子，應考慮其使用量、身體狀況及季節使用。

《傷寒雜病論》記載的甘麥大棗湯，流傳至今仍是食療常用的處方。當歸生薑羊肉湯，更成為家喻戶曉冬天的藥膳補品。隨著本草學的發展，藥膳逐漸形成和發展，出現不少著作。

《備急千金要方》和《千金翼方》是唐朝名醫孫思邈的食療專書，是我國現存最早食療專著，立《食治篇》專論，篇中提出"夫為醫道者，當洞曉病源，知其所犯，以食治之。食治不愈，然後命藥。"指出治病當先採用飲食療法，其後才訴諸藥物治療。專列有"食治"、"養老食療"等方面，藥膳方十分豐富。"說明我國古代醫家非常重視藥膳養生保健、防治疾病的作用。

《補養方》是孟詵收集了當時有營養價值可供藥膳用的藥物 241 種。孟詵的弟子張鼎改寫為《食療本草》，這是最早的食療本草學專書，記載南、北方不同的飲食習慣。《食療本草》對後世有極大的影響。秦始皇、漢武帝都想尋求長生不老的帝王，他們要太醫、方士去尋求長生不老藥物和飲食，於是大大地促進了藥膳的形成和發展。

宋朝《太平聖惠方》論述了 28 種疾病的飲食療法。《壽親養老書》是現存的早期老年醫學專書，在其所記載的 162 首方劑中，藥膳方約佔 70%。該書強調："凡老人之患，宜先以食療，食治未愈，然後命藥"。

《飲膳正要》是元朝飲膳御醫忽思慧編撰的飲食保健專書，飲膳方 238 首，製法多簡便實用，記載西域及北方少數民族（蒙古族）飲食衛生習慣、食物種類及飲膳術語，用料多為尋常易得之品，帶有濃濃北方少數民族氣息。該書十分重視藥物與食物的滋補和治療價值，結合傳統的食、養、醫原則。

明朝李時珍在《本草綱目》收載許多藥膳方，單單藥粥、藥酒就有數十方。書中記載了食物烹調與藥物、食物的禁忌。

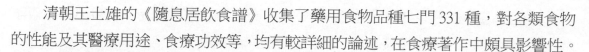

清朝王士雄的《隨息居飲食譜》收集了藥用食物品種七門331種，對各類食物的性能及其醫療用途、食療功效等，均有較詳細的論述，在食療著作中頗具影響性。

袁枚的《隨園食單》詳細介紹了中國十四至十八世紀中葉流行的三百多種菜式及多種藥膳的烹調原理和方法，是清朝飲食的重要著作。

曹庭棟的《老老恒言》（又名《養生隨筆》）書中收有老年保健藥粥百首，從老年人心理和生理特點出發，廣泛地闡述了日常生活的衣食住行的養生方法，淺近易行，認為「粥能益人，老年尤宜。」這是因為老年人消化吸收能力差，食粥除富含營養外，還有益於脾胃，被後世奉為"健康之寶"。

第一節　藥膳的定義與特點

在食物中加入某些中藥配製而成的、能發揮明顯保健和醫療功效的食品，古代稱為藥膳，運用藥膳來治療或預防各種疾病則為藥膳療法。藥膳療法在我國有著悠久的歷史。我國古代即有「醫食同源」、「藥食同宗」的說法，此顯示列祖列宗在生存奮鬥的過程中，有「醫療」的開始就有「食療」的概念。而藥膳食療更因為取材便利、簡單易行、療效顯著、安全無毒、給藥途徑方便等優點，故可一直流傳下來。

藥膳乃是在中醫理論基礎下辨証配膳，利用中藥和食物為原料，經由烹調而成的美味佳餚，將藥物作為食物，又將食物賦以藥用，藥借食力，食助藥威，使得飲食除了美食裹腹之外，更具有保健強身，進而達到預防、治療防治疾病，延年益壽的功效，是一種兼有藥物功效和食品美味的特殊膳食，故又稱為「食療」，亦即「飲食療法」。藥膳既是營養豐富的美味菜餚，又有藥物滋補療疾的作用，其特點如下：

一、以中醫理論為基礎，辨證配膳

事前必須全面評估患者體質等多方面情況，以辨證論治基礎，判斷其基本證型；根據不同病情，配合患者的體質（氣虛、血虛、陰虛、陽虛）、精神健康狀況、患病性質、季節時令、地理環境等因素，施以適當的藥膳治療調整用藥。如慢性胃炎患者，若證屬胃寒者，宜服良附粥；證屬胃陰虛者，則服玉石梅楂飲等。如脾胃功能低下的精神萎靡、四肢乏力、食慾低下、腹脹等，可選用如：人參、大棗、薑及山藥等，加入膳食中來增強脾胃功能，以解除上述症候。

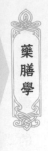

在保健養生的觀念下，藥膳食療成了時下追求健康的主流。中醫治療以辨證為主，重視體質的調養與體內陰、陽、氣、血的平衡。

西醫則重視疾病的治癒，部分難治的疾病，確實要仰賴西醫的診斷與藥物。

藥膳兼中西醫的預防與治療，但在疾病的預防與體質的調養上「藥膳」的確也發揮了不少的功效，若能兼顧中西醫的優點，相信在養生與疾病的預防方面將能獲得全方位的療效。

二、食物與藥物產生加乘效應

藥膳是由藥物、食物和調味料三部分組成。它是取藥物之性，用食物之味，食借藥力，藥助食威，二者相輔相成，相得益彰，這些傳統功能食品不但將藥物治療特性提升，而且色、香、味俱全，是發揮中藥效能的美味佳餚。因此藥膳既不同於一般的中藥方劑，又別於普通的飲食，它是一種有藥物功效和食品美味的能治病、強身、抗老的特殊食品。

食物與藥物配伍變化：

1. 營養與功效的變化：

藥膳是食物與藥物配伍而成，既有食物的營養，又有藥物的功效。但二者一旦配伍成方，其營養性與療效都會產生變化，通常是相互補充，相互增強，使營養作用和療效均增加。

2. 藥物有效成分的溶解性增強：

藥膳大多是以一種或數種藥材加上禽畜類，如：雞、鴨、魚、肉等，通過燉、燜、燒、煮烹製而成。加入的這些禽畜類即為"藥引"，其用意在於引藥歸經。

3. 動物食材可增加藥物有效成分：

一般藥材加水煎煮時，只可能提取出其中具有水溶性的有效成分，而大多數藥材的有效成分都難溶或微溶於水，但這些成分在含脂性的介質中，卻有較大的溶解性，因而藥物與禽畜等含多量動物脂質的食物材料共同燉煮時，不但可以把藥物中的水溶性成分提取出來，還可顯著增加脂溶性成分的溶出量，使有效成分增加，充分發揮療效。

三、獨特的烹調技巧及加工

　　藥膳烹調是依照中醫理論和用藥要求，根據藥物的性能，食品烹調和藥物炮製加工技術而成的一套特殊的製作方法。因此在製作上除了要具備一般的烹調技術外，還應掌握中醫藥的基本理論和藥物炮製方法。為了達到藥膳最佳效果，所選用的材料需要預先加工炮製處理。有的需切片或切段，有的更需磨為細末等。另外藥膳必須注意烹調技術；烹調過程是以保持食物和藥材的原汁原味為主，除應具備一般的色、香、味、形外，還要儘可能保留營養成分，以便發揮最佳治療保健作用。烹調藥膳通常採用蒸、燉、煮或煲湯等方法，而較少採用炸或烤等。

四、良藥可口，服食方便

　　由於中藥湯劑多有苦味，故民間有“良藥苦口”之說。有些人，特別是兒童多畏其苦而拒絕服藥。而藥膳使用的材料或經製備、烹飪的藥物須無毒性，可以咀嚼食下，多為藥、食兩用之品，且有食品的色、香、味等特性，有較好的氣味，比較適口；即使加入了部分藥材，由於注意了藥物性味的選擇，並通過與食物的調配及精細的烹調，仍可製成美味可口的藥膳，故謂“良藥可口，服食方便”。

五、既可治病，又可強身、抗老

　　藥膳除有防病治病之用外，較多應用於中醫扶正固本方面，儘管所用材料都是平和之物，如：人參、黃耆、當歸、阿膠、枸杞、大棗、雞、鴨、豬、羊等，但其預防及強身養生的效果卻是比較顯著的。能滋養強壯身體、補陰陽氣血、增強正氣、治療體虛。此外，藥膳中還含有人體代謝所必需的營養素，有效補充能量和營養物質，調節機體內物質代謝，從而達到滋補強身、防病、治病、延壽的作用。

第二節　藥膳的基本知識與分類

一、藥膳食療的理論基礎

1. 醫食同源，養醫兼備：

　　「神農嘗百草以療民疾」，發現某些動、植物兼具裹腹充飢與治療疾病（藥物）的雙重功能，為藥膳食療之物質基礎（食物）。

2. 藥食同用，療效顯著：

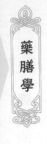

扁鵲：「安身之本，必須於食；急救之道，惟在於藥。不知食者，不足以全身；不明藥性者，不能以除病。」又云：「食能排邪，而安臟腑；藥能宜神養性，以資四氣。故醫者需深知食藥二性，服食即可當藥爾。」

孫思邈《千金要方》食治篇曰：「人體平和，唯須好將養，勿妄服藥。夫食氣之類未有不資食以存在，而不知食之有成敗。安身之本，必資於食；極疾之道，必憑於藥。不知食宜者，不足以存在也；不明藥忌者，不能以除病也。故攝生者先須洞曉病源，知其所犯，以食治之。」

3. 先食後藥，減少毒性：

「有病先以食治，食治不愈，然後命藥」、「大毒治病，十去其六；常毒治病，十去其七；小毒治病，十去其八；無毒治病，十去其九；穀肉果菜，食養盡之；無使過之，傷其正也，不盡，行復如法。」某些藥物具有毒性及副作用，使用時應減低其用量，以降低其毒副作用，未盡之部分則「以食盡養之」以竟其全功。

二、藥膳的分類

1. 按研究內容分類：

①藥膳配藥：是以中醫藥理論為依據，根據藥物、食物的偏性，按照確立的治法，選用一定藥物和食物組合成各種藥膳方劑，用以治療疾病、強壯身體。

②藥膳炮製：將藥膳所選用的藥物和食物，按照烹調的要求進行炮製。炮製可制其太過，扶其不及，提高療效，以適應治療的需要。

③藥膳烹調：根據藥膳的配方，將經過炮製後的藥物、食物，按照藥膳製作要求進行烹調，做成色香、味美、療效好的藥膳。吸取食品的製作方法並根據藥物的藥效進行製作。其方法有煨、燉、炒、蒸、滷、煮、炸等。

④藥膳藥物和食物：介紹藥膳使用的藥物、食物及輔料的來源品質、成分藥理、性味歸經、效用以及藥膳方。對藥膳更進一步的認識，便於系統性研究。

⑤藥膳企業的經營管理：闡明藥膳餐廳經營管理的目的、特點、原則和方法。

2. 按藥膳按食品性狀和製作方法分類：

①菜餚類：以蔬菜、肉類、魚、蛋等為原料，配以一定比例的藥物經烹調而成，具有色、香、味、形的各種食品。

②米麵食品類：以稻米、糯米、小麥麵粉為基本原料，加入一定量的補益或

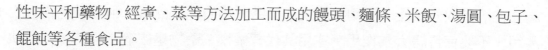

性味平和藥物，經煮、蒸等方法加工而成的饅頭、麵條、米飯、湯圓、包子、餛飩等各種食品。

③粥食類：以米、麥、豆等為基本原料，加入其他藥物如枸杞子、山楂、百合等煮成的半流體飲食。

④飲料類：將藥物和食物原料經浸泡、壓榨、煎煮或蒸餾等方法處理製成的飲料。如：綠豆薏仁湯、烏梅汁、胡蘿蔔汁等。

⑤罐頭類：將藥膳食品按罐頭生產流程製成的一種特殊食品。比起其他類型的藥膳食品更能長期貯放，利於運輸保管等。

⑥羹湯類：以肉、蛋、奶、海味等原料為主體，加入味美的藥物經煮、燉、濃縮而成稠厚湯液。

⑦精汁類：將藥物和食物原料用一定的方法提取、分離製成有效成分含量較高的液體。如：蟲草雞精、人參精等。

⑧糕點類：按糕點的生產方式製成，花樣繁多。如：茯苓糕、核桃酥等。

⑨茶類：將藥物直接沖泡而成的液體，如菊花茶、決明子茶、山楂茶等。

⑩其他類：除上述外，還有一些藥膳食品如桂花核桃凍、川貝釀梨、淮藥泥、桃杞雞捲等與上述各類藥膳食品性質不完全相似，但都仍具有保健、治療的作用。

3. 按藥膳功效分類：

①滋補強身類：供體弱或病後體虛的人食用，這類藥膳主要是通過對臟腑器官組織功能的調理，使之恢復或重建其功能的協調，從而達到增強體質、恢復健康的作用。

②祛邪治病類：針對各種病人的具體情況，在辨證的基礎上採用的治療或輔助治療的藥膳。這類藥膳對慢性病患者尤其適宜，它有利於病人長期服用，從而達到較好的療效目的。

③保健抗老類：主要是針對老人、婦女、兒童的生理、病理特點，採用性味較平和的補益、調理性藥膳。能滋補強身、抗老延年、調理氣血、促進發育。

三、藥膳應用的基本原則

藥膳多以養生防病為主，並不能代替藥物療病，主要是以預防養生為重，用

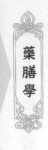

膳在先，其成效緩慢，可用於防病或輔助藥物的保健飲食，無論藥膳再好也不能濫用，不要盲目誇大其作用，或用其代替藥物。藥物是去病救疾的，成效快，重在治病；食物療法不能代替藥物療法，但是在保健、養生、康復中却有很重要的地位，尤其是對慢性病、婦、兒疾病，可在享受美味的同時得到保養和調理。

藥膳的應用必須因人、因時、因地、因證（稱為四因）而有區別，即為「四因施膳」。因為此因素皆為左右人體的生理變化，所以也影響藥膳的選擇根據。

在用膳時，本著"因人施膳、因時施膳、因地施膳、因證施膳"的基本原則，既要考慮體質、性別、年齡的不同，又要注意地理和氣候的差異，把人體結合自然，才能使藥膳更有效、更充分地發揮作用。

藥膳應用的基本原則如下：

1. 因人施膳：

人有體質強弱之殊、男女老少之異，甚至疾病史也有所不同，所以藥膳的選用亦應因人而異。例如：婦女在懷孕期恐動胎氣，不能竣攻；月經期不能大量利水，不宜用活血滑利之品。小孩為稚陰稚陽之體，易虛易實，易寒易熱，宜慎選藥，用藥不宜選擇大寒大熱。老人多肝腎不足，用藥不宜溫燥。一個人的生活習慣和體質的偏陰偏陽，都與治療有密切的關係，陽熱體質慎用溫熱藥，陰虛體質則慎用苦寒之品。虛者補之，實者瀉之。

2. 因時施膳：

四季氣候變化，對人體生理、病理變化均產生一定程度的影響，中醫認為人與日月相應，臟腑氣血的運行和自然界的氣候變化密切相關。根據不同季節氣候特點來指導臨床用藥、用膳原則，即為因時制宜、因時施膳。五時對應五補：春天，萬物生發向上，處於復甦狀態，此時五臟屬肝，適於升補；夏天，氣候炎熱，人體喜涼，此時五臟屬心，試於清補；長夏，五臟屬脾，宜淡補；秋天，氣候涼爽，此時五臟屬肺，適於平補；冬天，氣候寒冷，人體收斂潛藏，此時五臟屬腎，適宜溫補。有道是：「冬季進補，開春打虎」，我國民眾常有冬補的習慣，因為冬天人體陽氣收藏，容易吸收營養成分。

選用藥物宜"用寒遠寒，用熱遠熱"，即在採用性質寒涼的藥物時，應避開寒冷的冬天，而採用性質溫熱的藥物時，應避開炎熱的夏天。這一觀點同樣適用於藥膳。

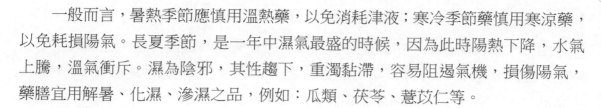

一般而言，暑熱季節應慎用溫熱藥，以免消耗津液；寒冷季節藥慎用寒涼藥，以免耗損陽氣。長夏季節，是一年中濕氣最盛的時候，因為此時陽熱下降，水氣上騰，溫氣衝斥。濕為陰邪，其性趨下，重濁黏滯，容易阻遏氣機，損傷陽氣，藥膳宜用解暑、化濕、滲濕之品，例如：瓜類、茯苓、薏苡仁等。

3. 因地施膳：

不同地區，由於氣候條件、生活習慣有一定差異，人體生理活動和病理變化亦有不同。所以不同的環境下，選用的藥物或用藥量也有不同。例如：我國西北地區，地高氣寒，飲食多熱而滋膩，病多風寒，用藥慎用寒涼藥而偏重溫熱藥；南北則氣候溼熱，飲食多溫燥辛辣，病多溫熱、濕熱，用藥慎用溫熱藥而偏重清涼化濕藥。另外，同樣是溫理回陽藥膳，在西北嚴寒地區，藥量宜重，而在東南溫熱地區，藥量宜輕。又如，同為風寒表證，需要用辛溫發汗法，在西北多用麻黃、桂枝、細辛；南方多用荊芥、紫蘇、生薑；濕氣重的地區則多用羌活、防風等。

4. 因證施膳：

中醫講求依體質的寒熱虛實辨證施治，證與病有密切的關係，一病有一證，但異病也有同證。所以在治則上，可能「異病同治」，也可能「同病異治」。

① 異病同治：不同類型的疾病，只要他在病程中有相同的證型出現，既可運用同一治則處理，此既異病同治。例如：脫肛和子宮脫垂是兩種不同的病，但它們都是由於氣虛下陷引起，因此都可以運用補中益氣湯的治法。

② 同病異治：相同的疾病可能導因於不同的病因，其治法將大不同。例如：一樣是發熱，有的是因陰虛引起，有的是因積熱引起，由因虛引起者移用生地黃、牡丹皮滋陰清熱，而由腸胃積熱引起者，可用大黃、黃連瀉熱。

藥膳的應用也應在辨證的基礎上選料配伍，如：血虛者多選用補血的當歸、大棗；陰虛者多使用滋陰的枸杞子、百合、麥冬等。同是發熱、頭痛的感冒，依致病因素和機體反應不同分為風寒感冒、風熱感冒。風寒感冒須用辛溫解表藥膳，如：薑母茶。風熱感冒則須用辛涼解表藥膳，如：金銀花茶。

四、食物的性質

1. 四氣五味

中國食療並不單純是來自經驗，而是中醫學寶庫中的一部分，因此對食物性

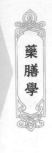

能和功用的認識是建立在中醫理論基礎上的。

由於「藥食同源」，中醫認為食物的性能和藥物的性能一樣，也包括性味、歸經、補瀉等理論，而食物的功用是由性能所決定的。食物的性能又稱「食性」、「食氣」、「食味」，食物的功用即是食物的功效和作用。

「四氣」又稱「四性」，即寒、涼、溫、熱。加上不寒不熱的平性，又稱為「五性」。寒涼屬性的食物，熱證適宜，溫熱屬性的食物，寒證適宜。酸味的食物，有收斂、固澀作用，可以生津止渴及止汗；甘味的食物主要有補益作用；苦味的食物有瀉下、清熱的作用等等。根據食物四性味和疾病的寒熱虛實，再選擇合適的食物治療。

「五味」就是食物的酸、苦、甘、辛、鹹五種味，實際上還有淡味和澀味，但一般把淡味附於甘味，把澀味附於酸味。

①酸味：包括酸澀味，有收斂固澀作用，能止汗、止瀉，例如：檸檬、烏梅、醋等。

②苦味：有清熱瀉火，燥濕作用，例如：苦瓜、豆豉、槐花等。

③甘味：有補益強壯的作用，例如：紅棗、南瓜、飴糖，及多種動物的肉和內臟。

④甘淡味：有利尿除濕作用，例如：薏米、冬瓜等。

⑤辛味：包括辛辣、芳香味，有宣散風寒，行氣活血的作用，例如：薑、蔥、酒、胡椒、辣椒、玫瑰花等。

⑥鹹味：有軟堅散結、潤下作用，能治痰核、便秘。具有鹹味的食物多為海產類，例如：鹽、海帶、紫菜、蟹、海參等。

2. 食物的「五味」與五臟關係密切

中醫理論認為「五味所入，酸入肝，苦入心，甘入脾，辛入肺，鹹入腎」，五味不同，對人體五臟作用也各有不同，五味和諧，飲食調配恰當，則有助於身體消化吸收，使臟腑、筋骨、氣血得到滋養，從而有利健康。假如食味過份偏嗜，則五臟失調，有損健康。

預防疾病的思想是中醫理論體系的重要內容，中醫歷來主張「不治已病治未病」，「上工治未病」，即高明的醫生是很重視預防的。廣義地說，所有關於飲食的保健措施都以預防疾病、延年益壽為目的。食物對人體的營養作用，本身就

是一項重要的保健預防措施。合理地安排的飲食能確保身體有充足的營養，使五臟六腑功能旺盛，氣血充實，正如中醫理論所言的「正氣存內，邪不可干」。正氣是指人體的抗病能力和免疫力，邪氣是指一切致病因素。

每逢寒暑節氣變化時，許多人喜歡選擇以中藥材入菜的藥膳，但是在食用藥膳的時候要注意到「適量」以及「認清體質、慎選補品」的原則，絕對不能一味趕流行，聽到什麼好就一窩蜂的去買來吃，一定要選用通過檢驗合格的中藥材，再經過適當的處理，評估個人體質以及寒暑節氣做配合，才能輕鬆的享用具有功效，又不會對身體造成負擔的健康藥膳。

在保健養生的觀念下，藥膳食療成了時下追求健康的主流。平常可利用簡單而唾手可得的食材，處處保健，時時養生。

第三節　藥膳的調理

一、四季補養

1. 春天調理藥膳：春季補氣常吃參。

春季注重溫補，補養（氣）從身體的新陳代謝開始調理。

黨參 5 錢、去子紅棗 5 粒、素料同燉。紅棗可換黑棗，5 錢黨參可用 1 錢人參代替。

2. 夏天調理藥膳：夏季涼補用綠豆水。

夏季易出汗，應以清、涼補為主，去濕熱清暑氣。

①綠豆薏仁水：綠豆、薏苡仁熬水喝。清涼退火。

②花生冬瓜素鴨：素鴨半隻、脫殼生花生 1 兩半、帶皮冬瓜 3 兩，熬爛吃。

③瓜皮湯：西瓜皮白肉部分加素料熬湯，清暑絕佳處方。

3. 秋天調理藥膳：秋天體力消耗少，應重平補。

花生 1 兩、芡實 5 錢、蓮子 3 錢加黑糖調味，熬爛吃。

4. 冬天調理藥膳：冬天最需要能量的補充，因而適合熱補。

①素燒酒雞：清華桂、八角、茴香、枸杞子與素料同燉。

②素羊肉爐：當歸、附子、生薑、山椒子、素料、清華桂，作成素羊肉爐。

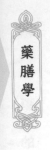

以自然界的各種事物和現象發展演變與五行學說屬性，時間結構實分五季，即包含長夏。

人體的陰陽變化與天地自然規律，春夏養陽，秋冬養陰，精神內守，飲食有節，起居有常，採用各種養生方法，使人體與外界環境之間的陰陽平衡，達到增進健康，預防疾病的目的。

二、體質補養

1. 藥膳的特點

(1)預防為主：包括無病防病及有病防變的雙重意義。

(2)辨證配膳：根據不同病情，配合病人的體質（氣虛、血虛、陰虛、陽虛）、精神及環境等因素來調整用藥。

(3)三因（因人、因地、因時）制宜：根據病人、地域、天時的不同來調整用藥。

2. 體質的中醫觀

體質分為陽證（臉紅、胸悶、脖子緊、口乾舌燥、口苦口臭、小便黃、大便硬、情緒浮躁、舌苔黃、舌質紅、脈洪大）與陰證，通常體質虛寒者較適合在冬天攝取溫熱的食物補一下，常見體質分述如下：

(1)氣虛體質調理藥膳：

氣虛的典型表現是說話有氣無力或中氣不足，經常覺得疲累、不想說話、有的臉色略顯蒼白、胃口不佳、大便較稀、小便清長、不愛喝水、易流汗、常感冒者。

①山藥薏仁茶：山藥、薏苡仁各 3 錢，熬水喝。

②四神湯：蓮子、薏苡仁、淮山、芡實熬湯。

③薏苡仁奶粉：薏苡仁磨粉與牛奶沖泡飲用。

(2)血虛體質：

此種體質較常發生於女性，即所謂的貧血，這種人的經血量較少、精神不佳、容易疲累、頭暈、心悸、手腳麻木、頭髮乾枯。

(3)陰虛體質調理藥膳：

陰虛體質的人容易感冒和咳嗽、容易口乾舌燥、便秘、小便較黃、容易

火氣大、潮熱盜汗、易怒、舌質較紅、睡眠品質不佳。

①椰漿牛奶：椰漿、牛奶拌和。

②椰漿木耳：椰漿、木耳、蜂蜜，用果汁機打勻。

③百合炒素料：百合3錢、素料，拌炒食用。

④枸杞紅棗燉冬鮑：枸杞子、冬蟲夏草各3錢，紅棗5枚素鮑魚同煮具明目功效。

⑤參麥耆燉湯：北沙參、麥門冬各2錢，黃耆3錢與素料熬湯汁。保護支氣管。

⑷陽虛體質：

　　陽虛體質的人常感手腳冰冷、倦怠乏力、腰膝酸軟、遺尿、遺精、夜尿頻、大便稀，陽萎、早洩等症狀。

3. 藥膳的禁忌

凡有感冒、發炎性疾病、陽證體質及陰虛體質者，較不宜吃平常溫補的藥膳。孕婦、糖尿病、高血壓、高血脂者，建議應經由專業中醫師辨明體質後，調配藥膳使用。

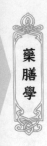

藥膳學

memo

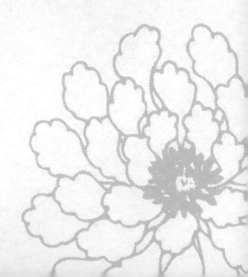

第二章　藥膳常用藥材介紹

第一節　溫熱藥材（暖身性質）

1. 白芷（祛風止痛）（苷質）

【來源】：繖形科植物白芷或杭白芷之乾燥根。

【性味】：性溫，味辛（《本經》）。

【功能】：解表散風，通竅，生肌止痛，燥濕止帶，消腫排膿。

【主治】：感冒，頭痛，鼻淵，鼻塞，齒痛，風濕痹痛，腸風痔漏，白帶過多，瘡癰腫毒，皮膚搔癢及毒蛇咬傷。

【品質】：以獨支、條粗壯、體重、質硬、粉性足、香氣濃者為佳。

【方劑】：白芷散、九味羌活湯、川芎茶調散、蒼耳子散等。

【藥膳】：川芎白芷魚頭湯、當歸鯉魚湯等。

2. 紫蘇（辛溫解表）（萜類）

【來源】：唇形科植物紫蘇之乾燥葉（或帶嫩枝）。

【性味】：性溫，味辛（《名醫別錄》）。

【功能】：發汗解表，行氣寬中，解魚蟹毒。

【主治】：風寒感冒，頭痛，咳嗽，胸腹脹滿，魚蟹中毒。紫蘇葉偏於解表散寒，行氣和胃；紫蘇梗則長於理氣寬胸，且有止痛安胎的作用。

【品質】：以葉多，葉片大，不碎，葉及莖色紫，香氣濃者為佳。

【方劑】：杏蘇散、藿香正氣散等。

【藥膳】：紫蘇粥、紫蘇飲等。

【備註】：①其葉稱紫蘇葉，其（老）莖稱紫蘇梗，其果實稱紫蘇子。

②紫蘇梗能理氣寬中、止痛安胎。用於胸膈痞悶、胃脘疼痛、噯氣嘔吐、胎動不安。

③紫蘇子能降氣消痰、平喘、潤腸。用於痰壅氣逆、咳嗽氣喘、腸燥便秘。如：三子養親湯。

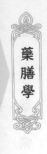

3. 防風（辛溫解表）（菇類）

【來源】：繖形科植物防風之乾燥根。

【性味】：性溫，味辛、甘（《本經》）。

【功能】：發表，祛風，勝濕，止痛，止痙。

【主治】：外感風寒，風疹搔癢，頭痛，目眩，項強，風寒濕痹，骨節酸痛，四肢攣急，破傷風。

【品質】：以條粗壯、皮細而緊、無毛頭、斷面有棕色環、中心色淡黃者為佳。

【方劑】：玉真散、玉屏風散等。

【藥膳】：防風玉米濃湯等。

4. 荊芥（辛溫解表）（菇類）

【來源】：唇形科植物荊芥之乾燥全草（荊芥）或花穗（荊芥穗）。

【性味】：性微溫，味辛（《本經》）。

【功能】：解表散風，透疹，消瘡，止血。

【主治】：感冒，頭痛，麻疹透發不暢，風疹，瘡瘍初起，便血、崩漏、鼻衄。

【品質】：以淡黃綠色，穗長而花密，香氣濃者為佳。

【方劑】：荊防敗毒散、消風散、荊芥連翹湯、清上防風湯、十味敗毒散等。

【藥膳】：荊芥拌黃瓜、涼拌荊芥等。

【備註】：無汗用生荊芥或生荊芥穗，有汗用炒荊芥或炒荊芥穗。炒炭後苦澀收斂，引血歸經而達止血之目的。

5. 生薑（祛寒溫中）（菇類）

【來源】：薑科植物薑的新鮮根莖。

【性味】：性微溫，味辛（《名醫別錄》）。

【功能】：發汗解表，溫中止嘔，溫肺止咳，解毒。

【主治】：風寒感冒，惡寒發熱，頭痛鼻塞，嘔吐，痰飲喘咳，脹滿，泄瀉。

【品質】：有嫩生薑與老生薑，做醬菜用嫩薑，藥用以老薑為佳。

【方劑】：生薑瀉心湯、桂枝湯、生薑甘草湯、生薑半夏湯等。

【藥膳】：當歸生薑羊肉湯、薑母茶等。

6. 蒼耳子（辛溫解表）（脂質）

【來源】：菊科植物蒼耳之帶總苞的果實。

【性味】：性溫，味甘（《本經》，稱「葈耳實」），有毒。

【功能】：散風濕，通鼻竅。

【主治】：風寒頭痛，鼻淵流涕，風疹搔癢，濕痹拘攣。

【品質】：以粒大、飽滿、色黃綠者為佳。

【方劑】：蒼耳子散、史國公藥酒等。

【藥膳】：蒼耳粥、蒼耳酒等。

7. 蒼朮（芳香化濕）（萜類）

【來源】：菊科植物茅蒼朮或北蒼朮之乾燥根莖。

【性味】：性溫，味辛、苦（《本經》）。

【功能】：燥濕健脾，祛風散寒，明目。

【主治】：脘腹脹滿，泄瀉水腫，腳氣痿躄，風濕痹痛，風寒感冒，夜盲。

【品質】：以個大、堅實、無毛鬚、內有朱砂點，切開後斷面起白霜者為佳。

【方劑】：平胃散、二妙散等。

【藥膳】：蒼附粥、蒼朮薑糖茶等。

【備註】：肢體痿癖，別稱痿躄、痿躄。是指四肢痿軟無力，緩縱不收，甚或肌肉萎縮，出現功能障礙或功能喪失而言。痿證、痹證和腳氣等均可引起四肢痿癖，但臨床表現各不相同。

8. 九層塔頭（活血行氣）（揮發油）

【來源】：唇形科植物九層塔之粗莖及根。

【性味】：性溫，味辛（《嘉祐本經》，稱「羅勒」）。

【功能】：疏風解表，解毒消腫，活血行氣，化濕和中。

【主治】：外感頭痛，發熱咳嗽，中暑，食積不化，腹脹氣滯，胃脘痛，嘔吐，跌打，風濕，濕疹，遺精，月經不調，口臭，牙痛。

【品質】：以莖粗、根多、乾燥、無泥沙者為佳。

【方劑】：多應用於轉骨方。

【藥膳】：常搭配狗尾草，燉雞湯。

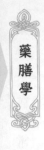

9. 吳茱萸（祛寒溫中）（生物鹼）

【來源】：芸香科植物吳茱萸及同屬近緣植物之乾燥果實。

【性味】：性熱，味辛、苦，小毒（《本經》）。

【功能】：溫中散寒，降逆止嘔，疏肝止痛，燥濕殺蟲。

【主治】：脘腹冷痛，厥陰頭痛，脅痛疝痛，腳氣腫痛，經行腹痛，嘔吐吞酸，寒濕泄瀉，肝胃不和，嘔吐吞酸，口舌生瘡，蟲積腹痛。

【品質】：以色綠、飽滿者為佳。

【方劑】：吳茱萸湯、戊己丸、雞鳴散等。

【藥膳】：吳茱萸粥、吳茱萸生薑粥等。

10. 陳皮（止咳平喘）（菇類）

【來源】：芸香科植物橘及同屬植物或其栽培變種之乾燥成熟果皮。

【性味】：性溫，味辛、苦（《本經》）。

【功能】：理氣健脾，調中，燥濕，化痰。

【主治】：脾胃氣滯之脘腹脹滿或疼痛、消化不良。濕濁阻中之胸悶腹脹、納呆便溏。痰濕壅肺之咳嗽氣喘。咳嗽痰多。

【品質】：以完整成張瓣大、整齊、色鮮豔金黃、無安斑點、質柔軟，香氣濃者為佳陳久者。

【方劑】：寬中丸、二陳湯等。

【藥膳】：降脂茶、陳皮泡茶等。

11. 紅花（活血散瘀）（苷質）

【來源】：菊科植物紅花之乾燥管狀花。

【性味】：性溫，味辛（《新修本草》）。

【功能】：活血通經，祛瘀止痛。

【主治】：為經痛要藥。治經閉，痛經，產後瘀阻腹痛，胞痹心痛癥瘕積聚，跌打損傷，關節疼痛，中風偏竣，斑疹，瘡瘍腫痛。

【品質】：以色鮮紅、油重、有光澤、本身呈喇叭狀，放入水中水被染成黃色，有先向下，再逐漸擴散者為佳。

【方劑】：血府逐瘀湯、身痛逐瘀湯、桃紅四物湯等。

【藥膳】：紅花炒蝦仁、桑椹紅花飲等。

12. 川芎（活血散瘀）（蓰類）

【來源】：繖形科植物川芎之乾燥地下根莖。

【性味】：性溫，味辛（《本經》）。

【功能】：活血祛瘀，行氣開鬱，祛風止痛。

【主治】：月經不調，經閉，痛經，產後瘀滯腹痛，癥瘕腫塊，胸脅疼痛，頭痛眩暈，風寒濕痹，跌打損傷，癰疽瘡瘍。

【品質】：以體硬、肥大、質中、肉白色、無蟲蛀、香氣濃者為佳。

【方劑】：人參敗毒丸、十全大補丸、越鞠丸等。

【藥膳】：川芎酒、川芎白芷魚頭湯等。

13. 半夏（溫化寒痰）（蓰類）

【來源】：天南星科植物半夏去外皮之乾燥根莖。

【性味】：性溫，味辛（《本經》）。

【功能】：燥濕化痰，降逆止嘔，消痞散結；外用消腫止痛。

【主治】：痰多咳喘，痰飲眩悸，風痰眩暈，痰厥頭痛，嘔吐反胃，胸脘痞悶，梅核氣症。生用外治癰腫痰核。薑半夏多用於降逆止嘔。

【品質】：以個大、皮淨、色白、質堅實、粉性足者為佳。

【方劑】：辰砂半夏丸、小半夏湯等。

【藥膳】：半夏山藥粥、旋覆花半夏茶湯等。

【備註】：①本品呈大小約直徑 1～1.5 公分之類球形，稍偏斜，表面白色或淺黃色，頂端有凹陷的莖痕，周圍密佈麻點狀根痕，下面鈍圓較光滑，斷面潔白而富粉性。

②治療半夏中毒用生薑搗汁服下，其毒解。

14. 大棗（補氣）（醣質）

【來源】：鼠李科植物大棗及其近緣植物之乾燥成熟果實。

【性味】：性溫，味甘（《本經》）。

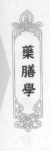

【功能】：補脾和胃，益氣生津，調營衛，解藥毒。

【主治】：胃虛食少，脾弱便溏，氣血津液不足，營衛不和，心悸怔忡，婦人臟躁。

【品質】：以色紅、肉厚、飽滿、核小、味甜者為佳。

【方劑】：棗參丸、補益大棗粥、甘麥大棗湯等。

【藥膳】：紅棗魚肚、黑木耳大棗湯等。

【備註】：婦人臟躁，別名歇斯底里、臟躁。是指婦女情志煩亂欲悲，或哭笑無常的症狀而言。

15. 黃精（補血）（醣質）

【來源】：百合科植物黃精之乾燥根莖。

【性味】：性微溫，味甘（《名醫別錄》）。

【功能】：補中益氣，養陰，健脾，潤心肺，生津，益腎，強筋骨。

【主治】：脾胃虛弱，體倦乏力，口乾食少，肺虛燥咳，精血不足，內熱消渴，筋骨軟弱，風濕疼痛，耳鳴目暗，鬚髮早白，風癩癬疾。滋補強壯驅蟲藥。

【品質】：以個肥大、色黃白明亮、斷面透明、質潤澤、味甜，習稱＂冰糖渣＂者為佳。

【方劑】：枸杞丸、蔓菁子散等。

【藥膳】：黃精粥、黨參黃精豬肚等。

16. 冬蟲夏草（滋陰）（醣質）

【來源】：麥角菌科冬蟲夏草菌的子座及其寄主蝙蝠蛾科昆蟲蟲草蝙蝠蛾幼蟲體（菌核）的複合體。

【性味】：性溫，味甘（《本草備要》）。

【功能】：補腎壯陽，實腠理，補肺平喘，保肺氣，止血化痰。

【主治】：肺虛咳喘，勞嗽痰血，自汗，盜汗，腎虧陽萎，遺精，已勞嗽，腰膝酸痛。

【品質】：以蟲體色澤黃亮、豐滿肥大、斷面黃白色、菌落短小者為佳。

【方劑】：蟲草人參酒、蟲草全鴨等。

【藥膳】：蟲草蓯蓉炖羊肉、蟲草鵪鶉等。

17. 人參（補氣）（苷質）

【來源】：五加科多年生草本植物人參的根。

【性味】：生用性平，熟用性微溫，味甘、微苦（《本經》）。

【功能】：補氣救脫，補益脾肺，生津止渴，安神益智。

【主治】：體虛欲脫，肢冷脈微，脾虛少食，肺虛喘咳，津傷口渴，內熱消渴，久病虛羸，驚悸失眠，陽萎宮冷等。

【品質】：以根粗、體豐、蘆頭長、堅韌不斷、氣香者為佳。

【方劑】：參附湯、人參養榮湯、四君子湯等。

【藥膳】：人蔘雞湯，人參蓮子湯等。

18. 何首烏（補血）（苷質）

【來源】：蓼科植物何首烏之乾燥塊根。

【性味】：性微溫，味苦、甘、澀（《日華子本草》）。

【功能】：養血滋陰，潤腸通便，截瘧，祛風，解毒，消癰。

【主治】：血虛頭昏目眩，心悸，失眠，肝腎陰虛之腰膝酸軟，鬚髮早白，耳鳴，遺精，腸燥便秘，久瘧體虛，風疹搔癢，瘰癧瘡癰，痔瘡；滋補、強壯、收斂，消炎藥。

【品質】：以個大、裡紅外黑、味苦而不黴壞、質重堅實、顯粉性者為佳。

【方劑】：七寶美髯丹、何首烏丸等。

【藥膳】：何首烏雞湯、黑芝麻山藥何首烏粉等。

19. 續斷（補陽）（苷質）

【來源】：續斷科植物川續斷之乾燥根。

【性味】：性微溫，味苦、辛（《本經》）。

【功能】：補肝腎，強筋骨，調血脈，續折傷，止崩漏。

【主治】：腰背酸痛，肢節痿痺，跌撲創傷，損筋折骨，胎動漏紅，血崩，遺精，帶下，癰疽瘡腫。

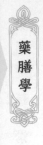

【品質】：以粗肥、質堅、易折斷、外色黃褐、內色灰綠者為佳。

【方劑】：續斷丸、續斷湯等。

【藥膳】：續斷燉羊腰、續斷燉牛腰等。

20. 肉蓯蓉（補陽）（苔質）

【來源】：列當科植物肉蓯蓉或管花肉蓯蓉之乾燥帶鱗片的肉質莖。

【性味】：性溫，味甘、鹹（《本經》）。

【功能】：補腎陽，益精血，潤腸通便。

【主治】：陽萎，不孕，腰膝酸軟，筋骨無力，腸燥便秘。

【品質】：以條粗壯，密生鱗葉，質柔潤者為佳。

【方劑】：肉蓯蓉丸、潤腸丸等。

【藥膳】：肉蓯蓉粥、肉蓯蓉酒等。

21. 黃耆（補氣）（菇類）

【來源】：豆科植物黃耆的乾燥根。

【性味】：性微溫，味甘（《本經》）。

【功能】：滋補、強壯、消炎、利尿。生用：益衛固表，利水消腫，托毒生肌。
炙用：補中益氣。

【主治】：生用：治自汗，盜汗，血痺，浮腫，癰疽不潰或潰久不斂。炙用：
治內傷勞倦，脾虛洩瀉，脫肛，氣虎血脫，崩帶，及一切氣衰血虛
之證。

【品質】：以根條已身乾、獨支無叉、粗長皮光皺紋少、質堅而韌、不易折斷、
粉性足、味甜無黑心和空心者為佳。

【方劑】：玉屏風散、防己黃耆湯、當歸補血湯等。

【藥膳】：黃耆黨參烏骨雞、黃耆紅棗枸杞茶等。

22. 白朮（補氣）（菇類）

【來源】：菊科植物白朮之乾燥根莖。

【性味】：性溫（、微香），味甘、微苦（《本經》）。

【功能】：補脾，益胃，燥濕，和中，止汗，安胎。

【主治】：脾胃氣弱，不思飲食，倦怠少氣，虛脹，泄瀉，痰飲，水腫，黃疸，濕痺，小便不利，眩悸頭暈，自汗，胎氣不安。

【品質】：以身乾個大，皮細色黃內白，斷面平坦，有雲頭，無硬筋，質堅實，無空心者為佳。

【方劑】：寬中丸、白朮附子湯等。

【藥膳】：補中益氣糕、四君子粥等。

23. 當歸（補血）（類苯基丙烷）

【來源】：繖形科植物當歸或日本大和當歸之乾燥根。

【性味】：性溫，味甘、辛（《本經》）。

【功能】：補血活血，調經止痛，潤腸通便。

【主治】：凡須養血通脈者都可用當歸。主血虛萎黃，眩暈心悸，月經不調，經閉痛經，虛寒腹痛，腸燥便秘，風濕痺痛，跌撲損傷，癰疽瘡瘍。

【品質】：以身幹枝大、根頭肥大、體長腿少、油潤、外皮金黃棕色、肉質飽滿有粉質、斷面白色、氣味香濃、味甜者佳。

【方劑】：當歸補血湯、四物湯、生化湯等。

【藥膳】：當歸補血湯、參歸炖雞等。

24. 杜仲（補陽）（類苯基丙烷）

【來源】：杜仲科植物杜仲之乾燥樹皮。

【性味】：性溫，味甘（《本經》）。

【功能】：補肝腎，強筋骨，安胎。

【主治】：強壯，腰脊酸疼，足膝痿弱，小便餘瀝，陰下濕癢，胎漏欲墮，胎動不安，高血壓。

【品質】：以張大而完整無破，皮細肉厚，折斷時絲足不易拉斷且多，糙皮刮淨，外面黃棕色，內面黑褐色而光，身乾體硬者為佳。

【方劑】：杜仲散、杜仲丸等。

【藥膳】：杜仲茶、杜仲寄生茶等。

【備註】：市售「杜仲茶」的原料，多見以杜仲葉為主。

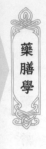

25. 淫羊藿（補陽）（類苯基丙烷）

【來源】：小蘗科植物淫羊藿之乾燥地上部（全草或葉）。

【性味】：性溫，味辛、甘（《本經》）。

【功能】：補腎壯陽，強筋骨，祛風除濕。

【主治】：陽萎遺精，小便淋瀝，筋骨痿軟，腰膝無力，半身不遂，風濕痹痛，
四肢麻木不仁，更年期高血壓症

【品質】：以梗少、葉多、色黃綠、不破碎者為佳。

【方劑】：固牙散、仙靈脾散等。

【藥膳】：豬腰杜仲湯、人參百歲酒等。

26. 遠志（養心寧神）（苷質）

【來源】：遠志科植物遠志之乾燥根。

【性味】：性溫，味苦、辛（《本經》）。

【功能】：安神益智，祛痰開竅，解毒消腫。

【主治】：心腎不交引起的失眠多夢，健忘驚悸，神志恍惚，咳痰不爽，瘡瘍
腫毒，乳房腫痛。

【品質】：以條粗，皮厚者為佳。

【方劑】：定志丸、遠志湯等。

【藥膳】：人參遠志飲、遠志蓮粉粥等。

27. 天麻（平肝熄風）（苷質）

【來源】：蘭科植物天麻之乾燥塊莖。

【性味】：性溫，味辛（《本經》）。

【功能】：祛風通絡，鎮痙。

【主治】：入肝經，長於平肝息風。治肝風內動，血虛頭暈目眩，中風驚癇，
語言不順，四肢攣急，癱緩不遂。有抗驚厥、鎮靜、改善記憶力、
抗衰老、增強免疫力等作用。

【品質】：以個大，質地堅實，體重，有鸚哥嘴，色黃白，斷面明亮，無空心
者為佳。

【方劑】：天麻鉤藤飲、小兒回春丹。

【藥膳】：川芎天麻茶、天麻豬腦粥等。

28. 山茱萸（收歛）（苷質）

【來源】：山茱萸科植物山茱萸之乾燥成熟果肉。

【性味】：性微溫，味酸、澀（《本經》）。

【功能】：補益肝腎，澀精固脫。

【主治】：眩暈耳鳴，腰膝酸痛，陽萎遺精，遺尿，尿頻，崩漏，帶下，大汗虛脫，內熱消渴。

【品質】：以無核，皮肉肥厚，色紅油潤者佳。

【方劑】：山茱萸丸、地黃丸等。

【藥膳】：山茱萸酒、山萸肉粥等。

29. 覆盆子（收歛）（萜類）

【來源】：薔薇科植物掌葉覆盆子之果實。

【性味】：性微溫，味甘、酸（《名醫別錄》）。

【功能】：補肝益腎，固精縮尿，助陽，明目。

【主治】：陽萎早洩，遺精滑精，宮冷不孕，帶下清稀，尿頻遺溺，目視昏暗，鬚髮早白。

【品質】：以個大、飽滿、粒整、結實、色灰綠、無葉梗者為佳。

【方劑】：五子衍宗丸等。

【藥膳】：香蕉覆盆子蛋餅、薄荷覆盆子果醬等。

30. 五味子（收歛）（類苯基丙烷）

【來源】：五味子科植物五味子或華中五味子同屬近緣植物之成熟果實。

【性味】：性溫，味酸、甘（《本經》）。

【功能】：澀精固氣，益氣生津，斂肺鎮咳，補腎寧心。

【主治】：久嗽虛喘，夢遺滑精，遺尿尿頻，久瀉不止，自汗，盜汗，津傷口渴，短氣脈虛，內熱消渴，心悸失眠。

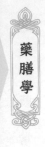

【品質】：以粒大肉厚、色紫紅、有油性者為佳。

【方劑】：生脈散、五味子散等。

　【藥膳】：鱸魚五味子湯、五味子花粉等。

第二節　寒涼藥材（冷身性質）

1. 葛根（辛涼解表）（苷質）

【來源】：豆科植物野葛或甘葛藤之乾燥根。

【性味】：性涼，味甘、辛（《本經》）。

【功能】：解表退熱，生津，升陽解肌，透疹止瀉，除煩止溫。

【主治】：外感發熱頭痛，高血壓頸項強痛，口渴，糖尿病，麻疹不透，熱痢，泄瀉，心絞痛，耳聾。

【品質】：以塊肥大、質堅實、色白、粉性足、纖維性少者為佳。

【方劑】：葛根湯、葛根黃芩黃連湯等。

【藥膳】：桂花葛粉羹、葛根粉粥等。

2. 柴胡（辛涼解表）（苷質）

【來源】：繖形科植物柴胡或狹葉柴胡之乾燥根。

【性味】：性微寒，味苦（《本經》）。

【功能】：和解表裏，解熱，疏肝解鬱，升舉陽氣。

【主治】：外感發熱，寒熱往來，瘧疾，肝鬱脅痛乳脹，頭痛頭眩，月經不調，氣虛下陷之脫肛，子宮脫垂，胃下垂。

【品質】：以根粗長、無莖苗、鬚根少者為佳。

【方劑】：小柴胡湯、逍遙散等。

【藥膳】：柴胡粥、柴胡燉牛肉等。

3. 升麻（辛涼解表）（萜類）

【來源】：毛莨科植物升麻（川升麻）、大三葉升麻（關升麻）或興安升麻（北升麻）之乾燥根莖。

【性味】：性微寒，味甘、辛（《本經》）。

【功能】：發表透斑疹，清熱解毒，升舉陽氣。

【主治】：外感表證，時疫火毒，口瘡，咽喉腫痛，風腫諸毒，斑疹不透，陽毒發斑，頭痛寒熱，癰腫瘡毒，中氣下陷，脾虛泄瀉，久痢下重，脫肛，子宮脫垂，婦女帶下，崩中。

【品質】：以個大、質堅、表面色黑褐者為佳。

【方劑】：升麻葛根湯、乙字湯、補中益氣湯等。

【藥膳】：黨參升麻小米粥、黃耆豬肚粥等。

4. 澤瀉（利水滲濕）（菇類）

【來源】：澤瀉科植物澤瀉之乾燥塊莖。

【性味】：性寒，味甘、淡（《本經》）。

【功能】：利水滲濕，泄熱通淋。

【主治】：小便不利，熱淋澀痛，水腫脹滿，嘔吐，泄瀉，痰飲眩暈，遺精。

【品質】：以個大、質堅、色黃白、粉性足者為佳。

【方劑】：五苓散、豬苓湯等。

【藥膳】：澤瀉粥、澤瀉米湯飲等。

5. 地骨皮（清熱涼血）（醣類）

【來源】：茄科植物枸杞、寧夏枸杞及同屬近緣植物之乾燥根皮。

【性味】：性寒，味甘、微苦（《本經》）。

【功能】：清熱，涼血除蒸，清肺降火。

【主治】：陰虛潮熱，骨蒸盜汗，肺熱咳喘，吐血，衄血，血淋，消渴，高血壓，癰腫，惡瘡。

【品質】：以塊大、肉厚、無木心與雜質者為佳。

【方劑】：地骨皮散、瀉白散等。

【藥膳】：地骨皮粥、冬瓜地骨皮湯等。

6. 地黃（清熱涼血）（苷質）

【來源】：玄參科植物地黃之塊根。

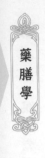

【性味】：性寒，味甘、苦（《本經》）。若加黃酒蒸製，即為「熟地黃」（性微溫，味甘）。

【功能】：滋腎養肝，補血明目。

【主治】：肝腎陰虛而致兩眼昏花，視物不明，或眼睛乾澀，迎風流淚，耳鳴，腰膝痠軟，舌偏紅，少苔，脈細數。

【品質】：以個大身圓、皮細、體軟、斷面有油光者為佳。

【方劑】：六味地黃丸、玉女煎等。

【藥膳】：地黃粥、地黃酒等。

【備註】：①鮮地黃：寒，甘、苦。清熱生津，涼血，止血。用於熱風傷陰，舌絳煩渴，發斑發疹，吐血，衄血，咽喉腫痛。

②生地黃：寒，甘。清熱涼血，養陰，生津。用於熱病舌絳渴，陰虛內熱，骨蒸勞熱，內熱消渴，吐血，衄血，發斑發疹

③熟地黃：微溫，甘。滋陰補血，益精填髓。用於肝腎陰虛，腰膝痠軟，骨蒸潮熱，盜汗遺精，內熱消渴，血虛萎黃，心悸怔忡，月經不調，崩漏下血，眩暈，耳鳴，鬚髮早白。

7. 牡丹皮（清熱涼血）（苷質）

【來源】：毛茛科植物牡丹之乾燥根皮。

【性味】：性微寒，味辛（《本經》）。

【功能】：清熱涼血，活血散瘀。

【主治】：為鎮痛、通經藥；對頭痛、腰痛、關節痛，便血、腸癰、瘡瘍等有效。丹皮水煎溶液，治療原發性高血壓。主溫熱病熱入血分，發斑，吐衄，熱淚盈眶病菌後期熱伏陰分發熱，陰虛骨蒸潮熱，血滯經閉，痛經，癰腫瘡毒，跌撲傷痛，風濕熱痹。

【品質】：以條粗長，皮厚，無木心，斷面粉白色，粉性足，亮銀星多，香氣濃者為佳。

【方劑】：犀角地黃湯、青蒿鱉甲湯等。

【藥膳】：牡丹皮赤芍飲等。

8. 赤芍（清熱瀉火）（苷質）

【來源】：毛茛科植物芍藥或川赤芍之乾燥根。

【性味】：性微寒，味苦（《本經》）。

【功能】：清熱涼血，活血祛瘀，止痛，消腫。

【主治】：溫毒發斑，吐血衄血，血痢，腸風下血，目赤腫痛，肝鬱脅痛，經閉痛經，崩帶淋濁，瘀滯，癥瘕積聚，腹痛，跌撲損傷，癰腫瘡瘍。

【品質】：以根條粗長，外皮易脫落，皺紋粗而深，斷面白色，粉性大者為佳。

【方劑】：養陰清肺湯、芍藥湯等。

【藥膳】：美顏白雪賽肌湯、芍藥花酒等。

9. 金銀花（清熱解毒）（萜類）

【來源】：忍冬科植物忍冬及同屬近緣植物之乾燥花蕾。

【性味】：性寒，味甘（《履巉岩本草》）。

【功能】：清熱解毒，疏散風熱，有宣散作用。

【主治】：癰腫疔毒初起，紅腫熱痛，外感風熱，溫病初起，熱毒血痢，暑熱煩渴，咽喉腫痛。

【品質】：以花蕾未開放，乾燥、黃白色者為佳。

【方劑】：荊防敗毒散、五物解毒散等。

【藥膳】：金銀花露、銀花蒲公英粥等。

10. 黃連（清熱瀉火）（生物鹼）

【來源】：毛茛科植物黃連、三角葉黃連、雲南黃連或峨嵋野連之乾燥根莖。

【性味】：性寒，味苦（《本經》）。

【功能】：清熱燥濕，瀉火解毒。

【主治】：濕熱瀉痢痞滿，胃熱嘔吐吞酸，瀉痢，黃疸，高熱煩躁，神昏譫語，心火亢盛，心煩不寐，血熱吐衄，目赤腫痛，牙痛，消渴，熱毒癰腫疔瘡，心腎不交引起的失眠多夢；外治濕疹，濕瘡，耳道流膿。

【品質】：以條肥壯、連珠形、質堅實、斷面紅黃色、無殘莖及鬚根者為佳。

【方劑】：黃連解毒湯、小陷胸湯、瀉心湯等。

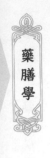
【藥膳】：黃連木耳燉豬肚、黃連阿膠湯等。

【備註】：酒黃連善清上焦火熱。用於目赤，口瘡。

　　　　薑黃連清胃和胃止嘔。用於寒熱互結，濕熱中阻，痞滿嘔吐。

　　　　萸黃連舒肝和胃止嘔。用於肝胃不和，嘔吐吞酸。

11. 白及（理血止血）（醣類）

【來源】：蘭科植物白及之乾燥肉質塊莖。

【性味】：性微寒，味苦、甘、澀（《本經》）。

【功能】：補肺，收斂，止血，消腫，生肌，斂瘡。

【主治】：肺結核咳血，衄血，潰瘍病出血，吐血，外傷出血，瘡瘍腫毒，潰瘍疼痛，湯火灼傷，皮膚皸裂。

【品質】：以根莖肥厚，色白明亮，個大堅實，無鬚根者為佳。

【方劑】：白及散、白及枇杷丸等。

【藥膳】：白及粥、白及藕節槐花飲等。

12. 丹參（活血散瘀）（萜類）

【來源】：唇形科植物丹參之乾燥根。

【性味】：性微寒，味苦（《本經》）。

【功能】：活血調經，祛瘀止痛，涼血消癰，清心除煩，養血安神。

【主治】：月經不調，經閉痛經，血崩帶下，癥瘕積聚，胸腹刺痛，熱痹疼痛，瘡瘍腫痛，心煩不眠，肝脾腫大，心絞痛。

【品質】：以質堅硬、易折斷、條粗壯，皮部色較深，內紫黑色或磚紅色，有菊花狀白點者為佳。

【方劑】：丹參散、丹參飲等。

【藥膳】：田七丹參、丹紅酒等。

13. 益母草（原名茺蔚）（活血散瘀）（生物鹼）

【來源】：唇形科植物益母草之開花期全草

【性味】：性微寒，味辛、苦（《本草圖經》）。

【功能】：活血調經，利水消腫，清熱解毒。

【主治】：月經不調，痛經，經閉，胎漏難產，瘀血腹痛，胞衣不上，產後血暈，惡露不盡，水腫尿少、急性腎炎水腫，跌打損傷，小便不利，頭號腫瘡瘍。

【品質】：以質嫩、葉多、色灰綠者為佳。

【方劑】：調經散（能活血調經，用於治療經痛、血瘀滯）、益母丸等。

【藥膳】：桑寄生益母草茶、益母草蜂蜜等。

14. 胖大海（潤燥化痰）（醣類）

【來源】：梧桐科植物胖大海之乾燥種子。

【性味】：性微涼，味甘、淡（《本草綱目拾遺》）。

【功能】：清熱潤肺，利咽解毒，潤腸通便。

【主治】：肺熱聲啞，乾咳無痰，咽喉腫痛，音啞，骨蒸內熱，吐衄下血，慢性咽炎，熱結便閉，頭痛目赤，牙痛，痔瘡漏管。

【品質】：以個大、棕色、表面皺紋細、不碎裂者為佳。

【方劑】：開音飲等。

【藥膳】：膨大海茶、冰糖燉膨大海等。

15. 桑白皮（止咳平喘）（萜類）

【來源】：桑科植物桑或同屬近緣植物之乾燥根內皮。

【性味】：性寒，味甘（《本經》）。

【功能】：瀉肺火，行肺水，止咳平喘，利水消腫。

【主治】：肺熱咳喘，吐血，水腫，腳氣，面目浮腫，小便不利等症。

【品質】：以色白、皮厚、粉性足者為佳。

【方劑】：桑白皮散、杏蘇散、瀉肺散等。

【藥膳】：桑菊薄荷茶、桑白皮茶等。

16. 貝母（潤燥化痰）（生物鹼）

【基原】：貝母種類繁多，主為百合科貝母屬植物之乾燥鱗莖。

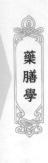

①浙貝母（浙貝、象貝母、象貝、大貝）

②川貝母（川貝、松貝、青貝、爐貝、尖貝、雀貝）

【性味】：①川貝母性微寒，味苦、甘（《本經》）。

②浙貝母性寒、寒性大於川貝，味苦（《本經》）。

【功能】：清熱化痰，潤肺止咳，消癭散結。

【主治】：肺熱燥咳，乾咳少痰，陰虛勞嗽，咯痰帶血，瘰癧痰核，癰瘡潰瘍。

【品質】：以個均勻，飽滿，色白，粉性足者為佳。

【方劑】：吹喉散、養肺湯等。

【藥膳】：貝母梨、雪梨貝母粥等。

【備註】：①川貝母以滋潤見長，能潤燥化痰，主肺燥咳嗽及久咳傷陰，乾咳無痰。

②浙貝母能清熱化痰、消癭散結，主肺熱咳嗽、痰火喘咳有黃痰者，瘰癧癰瘍、肺癰、乳癰、胃及十二指腸潰瘍。

17. 麥門冬（滋陰）（苷質）

【來源】：百合科植物麥門冬、沿階草及其同屬近緣植物之乾燥塊根。

【性味】：性微寒，味甘、微苦（《本經》）。

【功能】：養陰生津，潤肺止咳，清心除煩。

【主治】：肺燥乾咳，吐血，咯血，肺痿，肺癰，虛勞煩熱，內熱消渴，熱病津傷，咽乾口燥，腸燥便秘，心煩失眠。

【品質】：以整個、肥壯、黃白色、半透明、質柔有香氣、嚼時發黏、無霉變質者為佳。

【方劑】：麥門冬丸、生脈散等。

【藥膳】：二冬膏、麥門冬粥等。

18. 女貞子（滋陰）（苷質）

【來源】：木犀科植物女貞之乾燥成熟果實。

【性味】：性涼，味甘、苦（《本經》）。

【功能】：補益肝腎，清虛熱，明目烏髮。

【主治】：肝腎陰虛，頭昏目眩，腰膝酸軟，遺精，耳鳴，鬚髮早白，眼目昏暗，視物昏暗，骨蒸潮熱，胃病及痛風和高尿酸血症。現代醫學研究認為女貞子能抑制幽門螺旋桿菌的作用以達胃病治療，還能抑制嘌呤異常代謝用於痛風和高尿酸血症的治療。

【品質】：以粒大、飽滿、肉質、色黑紫，無泥沙、雜質者為佳。

【方劑】：二至丸、女貞湯等。

【藥膳】：女貞子酒、桑椹二至膏等。

19. 白芍（平肝熄風）（苷質）

【來源】：毛茛科植物芍藥除去栓皮之乾燥根。

【性味】：性微寒，味苦、酸（《本經》）。

【功能】：養血和營，緩急止痛，斂陰止汗，平肝止痛。

【主治】：月經不調，經行腹痛，崩漏，自汗，盜汗，脅肋脘腹疼痛，四肢攣痛，頭痛，眩暈。

【品質】：以根粗長、勻直、皮色光潔、質堅實、斷麵粉白色、粉性足、無白心或裂斷痕，表面潔淨者為佳。

【方劑】：四物湯、逍遙散等。

【藥膳】：白芍藥膳蝦、白芍當歸蜜飲等。

20. 鈎藤（平肝熄風）（生物鹼）

【來源】：茜草科植物鈎藤、華鈎藤或毛鈎藤之乾燥帶鈎莖枝。

【性味】：性微寒，味甘（《名醫別錄》）。

【功能】：清熱平肝，熄風鎮痙。降壓藥。

【主治】：小兒驚癇瘛瘲，夜啼，熱盛動風，大人血壓偏高，頭暈、肝陽目眩，肝火頭脹痛，婦人子癇。

【品質】：以雙鈎形如錨狀、莖細、鈎結實、光滑、色紅褐或紫褐者為佳。

【方劑】：鈎藤散、鈎藤飲子等。

【藥膳】：麻鈎藤燉豬腦、天麻鈎藤茶等。

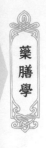

第三節　平性藥材（不具冷暖性質）

1. 茯苓（利水滲濕）（菇類）

    【來源】：多孔菌科真菌茯苓菌核。

    【性味】：性平，味甘（《本經》）。

    【功能】：滲濕利水，健脾和胃，寧心安神。

    【主治】：小便不利，水腫脹滿，痰飲咳逆，嘔吐，脾虛食少，泄瀉，心悸不安，失眠健忘，遺精白濁。

    【品質】：以體重堅實，外皮呈褐色而略帶光澤，皮紋細，無裂隙，斷面白色細膩，黏牙力強者為佳。

    【方劑】：五苓散，茯苓湯，防己茯苓湯，苓桂朮甘湯，小半夏加茯苓湯等。

    【藥膳】：茯苓餅，茯苓栗子粥，茯苓雞肉餛飩，茯苓麥冬粥，茯苓酒等。

    【備註】：陰乾後稱為〝茯苓個〞；鮮茯苓去皮後切成片稱〝茯苓片〞；中間夾有細松根的茯苓塊稱〝茯神〞；皮稱〝茯苓皮〞；去皮後外部淡棕色部位稱〝赤茯苓〞；內部白色部位稱〝白茯苓〞。

2. 牛膝（活血散瘀）（醣類）

    【來源】：莧科植物懷牛膝之乾燥根。

    【性味】：性平，味苦、酸（《本經》）。

    【功能】：補肝腎，強筋骨，活血通經，引火下行，利尿通淋。

    【主治】：腰膝酸痛，下肢痿軟，血滯經閉，痛經，產後血瘀腹痛，徵瘕，胞衣不下，熱淋，血淋，跌打損傷，癰腫惡瘡，咽喉腫痛。

    【品質】：以條長、皮細肉肥、色黃白者為佳。

    【方劑】：牛膝湯、三妙丸等。

    【藥膳】：牛膝絲瓜湯、牛膝蹄筋湯等。

    【備註】：生則破血行瘀；熟則補肝腎、強筋骨；利尿、強精及通經藥。

3. 枇杷葉（止咳平喘）（苷質）

    【來源】：薔薇科植物枇杷之乾燥葉。

【性味】：性平，味苦（《名醫別錄》）。

【功能】：清肺止咳，和胃降逆，止渴，降氣化痰。

【主治】：肺熱痰嗽，陰虛勞嗽，咳血，衄血，胃熱嘔吐，噦逆，氣逆喘急。

【品質】：以葉大、乾燥、色綠或紅棕、無黃葉、不破碎者為佳。

【方劑】：枇杷清肺飲、至聖散等。

【藥膳】：枇杷葉粥、枇杷葉蜜等。

4. 桔梗（止咳平喘）（苷質）

【來源】：桔梗科植物桔梗之除去外皮之乾燥根。

【性味】：性平，味苦、辛（《本經》）。

【功能】：開宣肺氣，祛痰排膿，利咽。

【主治】：咳嗽痰多，咽喉腫痛，肺癰吐膿，胸滿脅痛，痢疾腹痛，小便癃閉，音啞，瘡瘍膿成不潰。

【品質】：以蘆頭長，條粗均勻，堅實，潔白，味苦者為佳。

【方劑】：桔梗湯、桔梗半夏湯等。

【藥膳】：洋桔梗花茶、洋桔梗葉炒飯等。

5. 枸杞子（補血）（醣類）

【來源】：茄科植物枸杞、寧夏枸杞及同屬近緣植物之乾燥成熟果實。

【性味】：性平，味苦、甘（《名醫別錄》）。

【功能】：潤肺止咳，滋補肝腎，益精養血，生津液，明目消翳，安神。為平補肝腎的常用藥。

【主治】：肝腎虧虛，眩暈耳鳴，虛熱口乾，消渴引飲，血虛萎黃，目暗不明，內外障眼，腰膝酸軟，陽萎遺精，久不生育，早老早衰，鬚髮早白，勞熱骨蒸，虛勞咳嗽，乾咳少痰，失眠健忘，煩躁不安，產後乳少。

【品質】：以果粒大，肉厚，種子少，色紅，質柔潤，味甜者為佳。

【方劑】：杞菊地黃丸、枸杞子酒等。

【藥膳】：杞圓膏、杞味茶等。

6. 銀耳（別名：白木耳）（滋陰）（醣類）

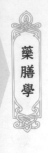

【來源】：真菌類銀耳科銀耳屬植物銀耳的子實體。

【性味】：性平，味甘、淡（《本經》）。

【功能】：潤肺養胃，滋陰潤肺，益胃生津，止血。

【主治】：虛勞咳嗽，痰中帶血，或無痰，津少口渴，病後體虛，氣短乏力，崩漏，大便秘結，婦女月經不調。對陰虛火旺，不受參茸等溫熱滋補的病人是一種良好的補品。

【品質】：以色澤黃白，鮮潔發亮，瓣大形似梅花，氣味清香，帶韌性，脹性好，無斑點雜色，無碎渣者為佳品。

【方劑】：白木耳粥等。

【藥膳】：冰糖銀耳湯、枸杞紅棗銀耳湯、銀耳蓮子羹等。

7. 甘草（補氣）（苷質）

【來源】：豆科植物甘草、脹果甘草或光果甘草之乾燥根及根莖。

【性味】：性平，味甘（《本經》）。

【功能】：補脾益氣，清熱解毒，祛痰止咳，緩急止痛，調和諸藥。作為緩和調補之要藥。

【主治】：脾胃虛弱，倦怠乏力，心悸氣短，咳嗽痰多，脘腹、四肢攣急疼痛，癰腫瘡毒，緩解藥物毒性、烈性。

【品質】：以外皮細緊、有皺溝、紅棕色、質堅實、粉性足、斷面黃白色者為佳。

【方劑】：炙甘草湯、四君子湯、芍藥甘草湯等。

【藥膳】：甘草黑豆湯、當歸四物羊肉等。

8. 山藥（補氣）（苷質）

【來源】：薯蕷科多年蔓生草本植物薯蕷的塊莖。

【性味】：性平，味甘（《本經》）。

【功能】：補脾養胃，生津益肺，補腎澀精。

【主治】：脾虛食少，久瀉不止，肺虛喘咳，腎虛遺精，帶下，尿頻，虛熱消渴。

【品質】：以外觀完整、鬚根少，沒有腐爛的，較重的為佳。

【方劑】：右歸丸、杞菊地黃丸等。

【藥膳】：皮蛋山藥泥、山藥赤豆粥等。

【備註】：麩炒山藥補脾健胃。用於脾虛食少，泄瀉便溏，白帶過多。

9. 黨參（補氣）（苷質）

【來源】：桔梗科植物黨參之乾燥根。

【性味】：性平，味甘（《本草從新》）。

【功能】：健脾補肺，補中，益氣生津。

【主治】：強壯、生津、解渴藥。主脾胃（肺）虛弱、食少便溏、四肢乏力、肺虛喘咳、氣短心悸，自汗，內熱消渴，久瀉，脫肛、氣微兩虧諸證。

【品質】：以根條肥大，粗實，皮緊肉實，橫紋多，香氣濃，甜味重，嚼之無渣者為佳。

【方劑】：參耆白朮湯、生脈飲、八珍湯等。

【藥膳】：黃耆枸杞紅棗湯、參苓粥等。

10. 阿膠（補血）（蛋白質）

【來源】：馬科動物黑驢皮熬煮加工而成之塊膠。

【性味】：性平，味甘（《本經》）。

【功能】：滋陰養血，補肺潤燥，止血安胎。

【主治】：血虛，虛勞咳嗽，咯血，吐血，衄血，尿血，便血，血痢，婦女月經不調，崩中，胎漏。陰虛心煩失眠，肺虛燥咳，肺癰吐膿，虛風內動之痙厥抽搐。

【品質】：以烏黑，光亮，透明，無腥臭氣，經夏不軟者為佳。

【方劑】：膠艾湯、黃連阿膠丸、補肺阿膠湯等。

【藥膳】：阿膠黃酒、阿膠雞蛋湯等。

11. 酸棗仁（養心寧神）（苷質）

【來源】：鼠李科植物酸棗之乾燥種子。

【性味】：性平，味甘（《雷公炮炙論》）。

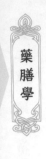

【功能】：養肝，寧心，安神，斂汗。

【主治】：多作神經強壯劑。主虛煩不眠，驚悸怔忡，煩渴，虛汗。

【品質】：以粒大、飽滿、有光澤、外皮紅棕色、無核殼、種仁色黃白者為佳。

【方劑】：酸棗仁湯、酸棗仁粥等。

【藥膳】：酸棗仁粥、龍眼肉酸棗仁湯等。

12. 蓮子（收斂）（醣類）

【來源】：睡蓮科水生草本植物蓮的種子。

【性味】：性平，味甘（《本經》）。鮮者甘、澀，平，無毒；乾者甘，溫澀，無毒。

【功能】：清心醒脾，補脾止瀉，養心安神明目、補中養神，健脾補胃，止瀉固精，益腎澀精止帶，滋補元氣，澀腸。

【主治】：心煩失眠，夜寐多夢，脾虛久瀉，大便溏泄，久痢，腰疼，男子遺精，淋濁，婦人赤白帶下。還可預防早產、流產、孕婦腰酸。石蓮子並能止嘔、開胃，常用治噤口痢。

【品質】：以個大，飽滿者為佳。

【方劑】：清心蓮子飲、水芝丸等。

【藥膳】：紅棗銀耳蓮子湯、蓮子排骨湯燉豬肉等。

13. 羊奶頭（補陽）（黃酮類）

【來源】：桑科植物臺灣天仙果的粗莖及根。

【性味】：性平，味甘、微澀（臺灣民間藥）。

【功能】：柔肝和脾，清熱利濕，補腎陽，潤肺通乳。

【主治】：肝炎，腰肌扭傷，水腫，小便淋痛，糖尿病，乳汁不足，月經不調，產後或病後虛弱，下消，陽萎。

【品質】：以莖粗、根多、乾燥、無泥沙者為佳。

【方劑】：多應用於壯陽方、傷科用方。

【藥膳】：常見單獨一味藥材，燉雞湯服。

第三章　藥膳常用食材介紹

第一節　食物的一般性能

　　利用食物營養功效通過調整平常飲食種類和方式，補充人體缺乏的某些營養成分，以求補養贏弱之體，達到增強抵抗力，卸病延年，養生益壽的方法。

　　食物調補原則因人、因時、因病而異。例如：老年人臟腑功能減退，主要是陰陽平衡失調。食物性能不同，其調補身體的種類也不同。因此食補也可根據人體陰陽偏勝偏衰的情況，調整臟腑功能的平衡。內經所說"熱者寒之、寒者熱之"的治療原則針對體質、病情適當應用。如熱體、熱病宜多食寒涼性食物，如綠豆、白菜、西瓜、梨、甲魚；寒體、寒病即要多食溫熱性食物，如蔥、薑、蒜、紅棗、核桃、羊肉、牛肉，才能達到預期的效果。

　　食物除人們熟悉的普通飲食外，還有許多既是藥又是食物，如：生薑、蒜、大棗、龍眼肉、枸杞子、桑椹、酒、醋等。

一、食物的性味

（一）食物的性

　　　1.寒、涼：清熱瀉火，清熱解毒，清熱通便，清熱燥濕等作用。

　　　　如：西瓜、苦瓜、絲瓜、蘿蔔、梨子、紫菜等。

　　　2.溫、熱：溫中散寒，助陽補火，補腎壯陽，益氣補中等作用。

　　　　如：蔥、生薑、韭菜、辣椒、胡椒、羊肉、牛肉等。

（二）食物的味

　　　1.甘：具有補虛，和中，緩急止痛等作用。

　　　　如：大棗、栗子、苦杏仁、南瓜、葡萄、飴糖等。

　　　2.辛：具有發汗解表，行氣，活血，化濕，開胃等作用。

　　　　如：蔥、生薑、辣椒、胡椒、玫瑰花、茉莉花等。

　　　3.苦：具有清熱瀉火，止咳平喘，瀉下通便的作用。

　　　　如：苦瓜、芥菜、枸杞苗、蒲公英等。

　　　4.酸：具有斂汗，止瀉，澀精等作用。

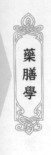

如：梅子、酸楊桃等。

5.鹹：具有軟堅散結作用。

如：海帶、海藻、紫菜、海膽等。

6.淡：具有利尿除濕作用。

如：冬瓜、白茅根、薏苡仁等。

二、食物的歸經

食物的歸經是指食物主要對於人體某些臟腑、經絡有著特殊的作用。它是根據食物經食用後反映出來的效果。

肝經：枸杞子、豬肝等能緩解目赤腫痛；而肝開竅於目，目得血而能視，肝熱上升則目赤腫痛，諸症皆屬於肝。

心經：豬肝、海帶、黑木耳、芝麻、紅棗等含鐵較多的食物能提高血液含氧量，增強心肺功能；龍眼肉、香蕉、溫牛奶能鎮靜安神。

脾（胃）經：梨、菠菜、芝麻、苦杏仁、薏苡仁等都含有一定的滋養機體的精微物質，為人體氣血生化之源。生薑、桂皮能增進食慾，西瓜、蘿蔔能生津止渴。喜潤惡燥，食慾減退，津少口渴之症屬於胃。

肺（大腸）經：柿子、蜂蜜能養陰潤燥、緩和咳嗽，芥菜、荸薺能化痰；咽喉乾燥，咳嗽咯痰之症屬於肺。香蕉、胡桃仁、苦杏仁既能潤燥止咳，又能通利大便，治肺燥咳嗽，腸燥便秘，屬於肺與大腸。

腎經：黑豆、黑棗、紫菜、紫甘藍、黑芝麻、黑木耳等黑色食物可加強腎功能，達到補腎的作用。

三、供食品使用之中藥材

已公告「可同時提供食品使用之中藥材」品項，共215項。

1. 中華民國89年7月15日衛署中會89040119號公告12項：大豆、百合、芝麻、松子、胡桃、淡菜、荷葉、菊花、黑棗、綠豆、銀耳、龍眼肉。

2. 中華民國92年8月7日署授藥字第0920001534號公告9項：山藥、牡蠣（殼）、橄欖、麥芽、生薑、蜂蜜、萵苣、昆布、枸杞子。

3. 中華民國93年2月10日署授藥字第0930000545號公告161項：

①蔬菜類：韭（不包含種子），蔥，薤，葫（大蒜），蕓薹（油菜），菘

（白菜），芥，白芥（不包含種子），蕪菁（蔓菁），萊菔（蘿蔔）（不包含種子），芹菜，茼蒿，胡荽，胡蘿蔔，羅勒，懷香（八角茴香），蒔蘿（小茴香），菠稜，蕹菜，苜蓿，莧，馬齒莧，萵苣，黃瓜菜，芋，土芋，甘藷，竹筍，酸筍，草石蠶，茄，壺盧，冬瓜（不包含種子），南瓜，胡瓜，絲瓜，苦瓜，紫菜，石蓴，石花菜，鹿角菜，龍鬚菜等 42 種。

②水果類：李，梅，桃（不包含種子），栗，棗，梨，山櫨（楂），安石榴，橘，柑，橙，柚，枸櫞，金橘，枇杷，櫻桃，荔枝（不包含種子），龍眼（不包含種子），龍荔，橄欖，椰子，菠羅蜜，無花果，秦椒（花椒），胡椒，茗（茶），甜瓜，西瓜，葡萄，彌猴桃，甘蔗，砂糖，紅白蓮花，芰實（菱角），芡實，烏芋等 36 種。

③五穀雜糧類：胡麻，亞麻，小麥，大麥（不包含大麥芽），蕎麥，稻，粳，秈（早稻），稷，黍，玉蜀黍，秫（糯），黃大豆，白豆，豌豆，豇豆，大豆豉，豆腐，飯，粥，米糕，粽，蒸餅，飴糖，醬，醋，酒，燒酒，葡萄酒，米等 30 種。

④魚、蚌、蝦、蟹類：鱧魚，鯉魚，鱒魚，鯇魚（草魚），鯧魚，鯽魚，鱸魚，鯊魚，石斑魚，金魚，河豚魚，鱘魚，鰻鱺魚，鮎魚（鯰魚），黃魚，海豚魚，比目魚，鮫魚，烏賊，章魚，蝦，鮑魚，魚子，鱉，蟹，蚌，蜆，文蛤，蛤蜊等 29 種。

⑤禽獸類：豕，狗，羊，黃羊，牛，馬，驢，騾，犛牛，牦牛，野馬，野豬，山羊，鹿，兔，雞，鷓鴣，竹雞，鶉，鴿，雀，斑鳩，伯勞，鴕鳥等 24 種。

4. 中華民國 95 年 3 月 24 日署授藥字第 0950000895 號公告 21 項：蓮藕、蓮子、杏脯（果）、柿、黃精、牛蒡（根）、蘩蔞（鵝腸菜）、木耳、赤小豆（紅豆）、乳汁、芥菜、食鹽、香薷、栗、海藻、雀麥（燕麥）、蒜（小蒜）、蒟蒻、薄荷、蠶豆、鸐雉（山雞）等 21 種品項。

5. 中華民國 97 年 11 月 24 日署授藥字第 0970003691 號公告 9 項：絞股藍、決明子、石斛、陳皮、肉豆蔻、草豆蔻、砂仁、大茴香、人參花等 9 種品項。

6. 中華民國 101 年 4 月 26 日署授藥字第 1010001670 號公告 3 項：紅棗、薏苡仁、黑豆等 3 種品項。

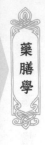
第二節　食材介紹～餐桌上的醫生

1. 蔥

【性味】：性溫，味辛。

【成分】：含揮發油，主要成分為蒜素、二烯丙基硫醚、維生素 C 等。

【功能】：明目，補中不足。發汗解表，散寒通陽，解毒散瘀。能刺激汗腺，有發汗作用，並能促進消化液分泌，有健胃作用。

【主治】：風寒感冒輕症，癰腫瘡毒，痢疾脈微，寒凝腹痛，小便不利等。蔥有較強的殺菌作用，特別是對痢疾桿菌和皮膚真菌抑制作用比較明顯。

2. 薑

【性味】：性微溫，味辛。

【成分】：含揮發油，主要為薑醇、薑烯、水芹烯、檸檬醛、芳樟醇等；又含辣味成分薑辣素，分解生成薑酮、薑烯酮等。

【功能】：發汗、解熱、止咳、止嘔、祛痰。

【主治】：利尿、改善水腫與積水肥胖。擴張血管、降低血壓。促進唾液、胃液、胰液、膽汁、腸液的分泌，提高消化功能。

3. 大蒜

【性味】：性溫，味辛。

【成分】：含揮發性蒜素。

【功能】：溫中行滯，解毒，殺蟲。可消除積存在血管中的脂肪。

【主治】：主脘腹冷痛，痢疾，泄瀉，百日咳，感冒，癰癤腫毒，癬瘡，蛇蟲咬傷，鉤蟲病，蟯蟲病，帶下陰癢，水腫。治高血脂症和動脈硬化的良藥。但多吃有礙視力。

4. 洋蔥

【性味】：性溫，味辛。

【成分】：含有咖啡酸、芥子酸、桂皮酸、檸檬酸鹽、多醣和多種氨基酸。揮發油中富含蒜素、硫醇、三硫化物等。

【功能】：祛痰、利尿、健胃潤腸、解毒殺蟲等。

【主治】：腸炎、蟲積腹痛、赤白帶下等。含有二烯丙基二硫（此成分常見於蔥屬植物中，如洋蔥、大蒜等），淨化血液，可增強纖維蛋白溶解的活性，降血脂、降膽固醇，預防血液凝固。還含有前列腺素，能舒張血管，降低血液黏度，降血壓。

5. 韭菜

【性味】：性溫，味甘、辛。

【成分】：含揮發油及硫化物、蛋白質、脂肪、醣類、維生素 B、維生素 C 等。

【功能】：健胃，提神，止汗固澀。溫中、行氣、活血化瘀，溫腎壯陽，有「起陽草」之稱。

【主治】：用於自汗盜汗，外用治跌打損傷，瘀血腫痛，外傷出血。適用於高血脂、冠心病、糖尿病患者。

6. 大白菜

【性味】：性平，味甘、淡。

【成分】：豐富的維他命 C、鉀、鎂、非水溶性膳食纖維等營養素。

【功能】：養胃生津、除煩解渴、利尿通便、清熱解毒。利大小便、養胃消食，為百菜之長。

【主治】：感冒、百日咳、消化性潰瘍出血、燥嗽、咽炎聲嘶等。

7. 高麗菜

【性味】：性平，味甘。

【成分】：維生素 B 群、維生素 C、維生素 K、維生素 U、鈣、磷、鉀、有機酸、膳食纖維等。

【功能】：益脾和胃，緩急止痛，清熱散結，潤腸通便。

【主治】：上腹脹氣疼痛，嗜睡，脘腹拘急疼痛疾病。對胃及十二指腸潰瘍有止痛和促進潰瘍癒合的作用，搗汁服用。

8. 芹菜

【性味】：性涼，味甘。

【成分】：含芹菜素、揮發油、香檸檬內酯、綠原酸、芸香苷、胡蘿蔔素等。

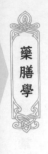

【功能】：清熱利水、涼血止血。

【主治】：有降血糖、降血脂、降血壓作用。高血壓、血管硬化的人可用新鮮芹菜搗汁服用。

9. 菠菜

【性味】：性涼，味甘。

【成分】：含鋅、葉酸、氨基酸和葉黃素、β-胡蘿蔔素等。

【功能】：潤燥清熱、下氣調中、養血止血、補鐵補鋅、增強抵抗力。

【主治】：有補血、止血的效用；富含膳食纖維，可促進腸胃蠕動，幫助排便；葉酸可改善貧血；胡蘿蔔素則具有延緩細胞老化與保護眼睛的功能。

10.（白）蘿蔔

【性味】：性微涼，味辛、甘。

【成分】：含有蛋白質、醣類、脂肪、維他命、膳食纖維等。

【功能】：含多種可以破壞體內亞硝銨的致癌作用；具有消積滯、化痰熱、下氣、寬中、解毒之功效。

【主治】：利大小便、治消化不良。

11. 胡蘿蔔

【性味】：性平，味甘。

【成分】：含胡蘿蔔素。

【功能】：健脾消食、補肝明目、清熱解毒、透疹、降氣止咳。

【主治】：小兒營養不良、麻疹、夜盲症、便秘、高血壓、腸胃不適等。

【備註】：經常油炒、炒肉片，或和肉同煮來吃，可防治夜盲症。

12. 絲瓜

【性味】：性涼，味甘。

【成分】：含皂苷、多量黏液質、醣類、維他命 B、維生素 C 等。

【功能】：清熱化痰、涼血解毒、利尿消腫。

【主治】：夏季食用可幫助清熱消暑、降火氣；絲瓜中的皂甘，有止咳化痰作

用；豐富的維生素 C，有去斑、美白的功效，為天然的美容聖品。

13. 金針

【性味】：性涼，味甘。

【成分】：含有豐富維生素 A、天冬鹼、卵磷脂、高纖維質等。

【功能】：祛濕利水、除熱通淋、止渴消煩、健胃、通乳、消腫退火。

【主治】：適合女性產後身體虛弱及缺乳者食用。

14. 香菇

【性味】：性平，味甘。

【成分】：是低熱量、高蛋白、高纖維食物，其所含醣類比米或薯類等少且不同於澱粉類，不易被消化吸收。含維生素 D 的前驅物麥角固醇量頗多，又有胺基酸利得寧（Eritadenin），尚含有多醣類物質香菇多糖（Lentinan）。

【功能】：補氣健脾、和胃益腎。

【主治】：食慾減退，少氣乏力。

15. 木耳

【性味】：性平，味甘。

【成分】：含木耳多醣等。

【功能】：涼血，止血。

【主治】：腸風，血痢，血淋，崩漏，痔瘡。

【備註】：黑木耳的營養價值高於白木耳，其中富含膳食纖維可以幫助腸胃蠕動，能有助於解決便秘症狀。黑木耳能活血化瘀、補血，預防血栓形成；白木耳有豐富的植物性膠原蛋白，是養顏美容的最佳天然食物。

16. 茄子

【性味】：性涼，味甘。

【成分】：含豐富的維生素 P 等。

【功能】：清熱涼血，散瘀消腫。

【主治】：增強血管的彈性，預防毛細血管破裂。

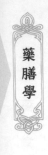

17. 冬瓜

【性味】：性涼，味甘、淡。

【成分】：含豐富維生素 C 等。

【功能】：利水消痰，清熱解毒。

【主治】：有利尿功能，常食用還可促進人體新陳代謝，除去身上多餘脂肪，防止黑色素沉澱。

18. 番茄

【性味】：性涼，味甘、酸。

【成分】：各種維生素含量比蘋果、梨子多 24 倍。

【功能】：提高機體氧化能力，消除自由基等，保護血管彈性，有預防血栓形成的作用。

【主治】：可以預防子宮頸癌、膀胱癌、胰臟癌等癌症。果實能預防高血壓、動脈硬化、貧血、口角發炎。生津止咳，健胃消食。葉治頭痛，腫毒。

19. 蓮藕

【性味】：性寒，味甘。

【成分】：含有黏液蛋白、膳食纖維和鞣質等。

【功能】：生品清熱生津、涼血止血、散瘀醒酒之功效；熟用補益脾胃、滋陰補血、生肌止瀉。

【主治】：散瘀血、預防血管阻塞，刺激腸胃蠕動，降膽固醇。

20. 海帶

【性味】：性寒，味鹹。

【成分】：含有豐富的褐藻酸鈉鹽等。

【功能】：既能防止血栓又能降膽固醇、脂蛋白，抑制動脈粥樣硬化。

【主治】：補充碘質，防治甲狀腺功能亢進，而且也能保持血壓正常。

21. 海藻（又名海帶芽）

【性味】：性溫，味甘。

【成分】：含褐藻酸，甘露醇，食物纖維。

【功能】：軟堅散結，消痰，利水。

【主治】：用於瘰癧、痰核、睾丸腫痛，痰飲水腫。可消腳部水腫，並有降壓功效；能預防和治療因缺碘而引起之甲狀腺機能不足。

22. 南瓜子

【性味】：性平，味甘。

【成分】：含南瓜子氨酸（Cucurbitine）、脂肪油、蛋白質、維生素 B_1、C 等。

【功能】：驅蟲，消腫。

【主治】：用於治條蟲、蛔蟲、產後手足浮腫、百日咳、痔瘡。殺蟲，治蟲感染，如配上檳榔，可增加其功效。又能治血吸蟲感染，有退熱作用。

23. 龍眼

【性味】：性溫，味甘。

【成分】：含有谷固醇、豆固醇、豆固醇葡萄糖苷，葡萄糖、蔗糖等。

【功能】：補心安神，養血益脾。抗衰老之作用。

【主治】：五臟邪氣，虛勞羸弱，能安神，健忘，驚悸，怔忡，促進食慾。

24. 葡萄

【性味】：性平，味甘、酸。

【成分】：含葡萄糖、果糖，少量蔗糖、木糖，酒石酸、草酸、檸檬酸、蘋果酸。又含各種花色素的單葡萄糖苷和雙葡萄糖苷。

【功能】：補氣血，強筋骨，健脾胃，利小便。

【主治】：治氣血虛弱，肺虛咳嗽，心悸盜汗，風濕痹病，淋病，浮腫。

25. 蘋果

【性味】：性平，味甘、酸。

【成分】：富含果酸、類黃酮、鉀及維生素 E 和 C 等營養成分。

【功能】：具有生津止渴，清熱除煩，潤肺開胃，解暑，醒酒，益脾止瀉的功效。可分解體內脂肪，預防動脈硬化。

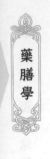

【主治】：中氣不足，消化不良，氣壅不通，輕度腹瀉，便秘，煩熱口渴，飲酒過度，高血壓等。同酒食治筋骨疼痛。擦瘡紅暈可散。

26. 木瓜

【性味】：性溫，味酸。

【成分】：含番木瓜鹼、木瓜蛋白酶、凝乳酶等。

【功能】：平肝和胃、去濕舒筋。

【主治】：吐瀉轉筋，濕痹，腳氣，水腫，痢疾。健脾消食、抗疫殺蟲、提高抗病力、抗痙攣。

27. 玉米

【性味】：性平，味甘。

【成分】：富含脂肪，其亞油酸的含量高達 60% 以上。

【功能】：調中開胃，益肺寧心，為健胃劑。煎服亦有利尿之功。

【主治】：小便淋瀝及泌尿道結石，疼痛難忍。

【備註】：有助於人體脂肪及膽固醇的正常代謝，減少血管中膽固醇的沉積，從而軟化動脈血管。

28. 核桃

【性味】：性溫，味甘。

【成分】：含有核桃油，大量維生素 E 等。

【功能】：補腎固精、溫肺定喘、潤腸、潤膚悅容、生髮烏髮。

【主治】：治腎虛喘嗽、陽萎遺精、小便頻數、大便燥結、鬚髮早白。有「長壽果」之稱，果肉營養豐富，對人有強腎補腦之功。

29. 栗子

【性味】：性溫，味甘。

【成分】：含蛋白質、脂肪、澱粉、醣類、維生素 B_1、脂肪酶等。

【功能】：養胃健脾，補腎強筋，活血止血。

【主治】：泄瀉，吐血，衄血，便血。

30. 胡桃仁

【性味】：性溫，味甘。

【成分】：含豐富蛋白質、鈣、磷、鐵及纖維素，是理想的健康食品。

【功能】：補腎強腰，溫肺定喘，潤腸通便，抗衰老。

【主治】：用於肺腎兩虛的喘咳，腎陽不足的腰膝酸痛、遺精尿頻，腸燥便秘。降低膽固醇，預防動脈硬化。

31. 芝麻

【性味】：性平，味甘。

【成分】：含有大量的脂肪和蛋白質，還有醣類、維生素 A、維生素 E、卵磷脂、鈣、鐵、鎂等。

【功能】：滋腎補肝、潤肺止喘、潤腸通便、通乳增乳、和血生血，烏鬚黑髮、祛風濕、利關節、止疼痛、補腦增智。

【主治】：適用於便秘、高血壓、腎虛腰痛、老幼病後調養的優良滋補品，對神經衰弱療效甚佳；更是天然食品中少有的高鐵食物。

32. 山楂

【性味】：性微溫，味甘、酸。

【成分】：含多種維生素、山楂酸、檸檬酸、蘋果酸等，還含有黃酮類、醣類、蛋白質、脂肪和鈣、磷、鐵等礦物質。

【功能】：散瘀、消痰、降壓、活血。

【主治】：對冠狀動脈硬化、心臟病、高血壓、糖尿病等有顯著功效。

33. 烏梅

【性味】：性微溫，味酸。

【成分】：新鮮的梅子含蛋白質、無機鹽、維生素 A 和 B、蘋果酸等。

【功能】：斂肺，澀腸，生津，安蛔止痛，和胃止嘔。

【主治】：用於肺虛久咳，久痢滑腸，虛熱消渴，膽道蛔蟲症。

【備註】：用未熟的梅製成的叫烏梅，有鎮咳、祛痰、解渴的作用。而酸梅就是用熟透的梅子，以適量的鹽，放在陽光下曝曬約二十天而成。有

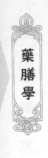

醒胃提神、驅除腸胃寄生蟲、預防蛔蟲的功用；對虛火上升、喉痛牙痛，有消炎止痛的功效。

34. 大棗

【性味】：性溫，味甘。

【成分】：黑棗所含維生素為百果之冠，其磷、鈣含量比一般果品多2至12倍。

【功能】：補脾和胃，益氣生津，調營衛，解藥毒，緩和藥性。

【主治】：胃虛食少，脾弱便溏，氣血津液不足，營衛不和，心悸怔忡。

【備註】：大棗依加工不同，而有紅棗、黑棗之分，紅棗是稍經沸水燙過，即予曬乾。黑棗是經沸水燙過，再薰焙至棗皮發黑發亮，棗肉半熟，乾燥適度為止。能滋養血脈，強健脾胃。紅棗偏於補脾養心，有補中益氣，養血安神，緩和峻烈藥物功效；黑棗偏於補脾養腎，補腎養胃、養血補中作用較強。

35. 花生

【性味】：性平，味甘。

【成分】：含有大量的蛋白質和脂肪等。

【功能】：溫中和胃、潤肺化痰。

【主治】：燥咳、反胃、腳氣、乳汁少。有「長生果」之稱。對於中氣不運濕滯者，不宜過食。身體有傷口發炎者勿食。

36. 番薯

【性味】：性平，味甘。

【成分】：主要成分是澱粉，富含纖維質，並沒食子酸（elagic acid）和3,5-二咖啡醯奎寧酸（3,5-dicaffeoylquinic acid）等。

【功能】：補中和血、益氣生津、寬腸胃、通便秘。

【主治】：全身腫。用於脾虛氣弱，大便秘結；肺胃有熱，口渴咽乾。

37. 茶葉

【性味】：性涼，味微苦、澀。

【成分】：含有茶多酚等。

【功能】：解渴生津、清熱解暑、解酒除煩、利水消腫。

【主治】：能提高機體抗氧化能力、降血脂、緩解或延緩動脈硬化。

38. 洛神花

【性味】：性涼，味酸、澀。

【成分】：花萼含有豐富的花青素、黃酮素、多酚等。

【功能】：清熱解渴、消除暑氣、消食、止咳、調解酒醉不醒。

【主治】：還能利尿、降血壓、驅蟲。治肺虛咳嗽、高血壓、酒醉。

39. 綠豆

【性味】：性寒，味甘。

【成分】：含豐富蛋白質且易被人體消化吸收，大量食用不會產生脹氣。

【功能】：清熱解毒、清暑利水。

【主治】：用於暑熱煩渴，瘡毒癰腫等症。可解附子、巴豆毒。

40. 黑豆

【性味】：性平，味甘。

【成分】：含豐富纖維素、蛋白質及維生素等。

【功能】：能補腎益陰，健脾利濕，除熱解毒。活血、利水、祛風。

【主治】：用於腎虛陰虧，消渴多飲，小便頻數；肝腎陰虛，頭暈目眩，視物昏暗，或鬚髮早白；腳氣水腫，或濕痹拘攣、腰痛。降低膽固醇、血脂肪，並提高蛋白質的吸收。

41. 黃豆

【性味】：性平，味甘。

【成分】：含有豐富的蛋白質、異黃酮等。

【功能】：能健脾利濕，益血補虛，解毒。

【主治】：脾虛氣弱，消瘦少食，或貧血、營養不良；水腫、小便不利等。長肌膚、益顏色、填骨髓、長氣力、補虛能食。

42. 紅豆

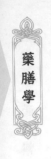

【性味】：性平，味甘、酸。

【成分】：含有 N- 甲基金雀花鹼、N- 甲基四氫金雀花鹼、紅豆樹寧鹼、黃花木鹼等生物鹼，蛋白質、脂肪、醣類、維生素 B 群、鉀、鐵、磷等。

【功能】：清熱解毒、健脾益胃、利尿消腫、通氣除煩。

【主治】：小便不利、脾虛水腫、腳氣等。

43. 豆腐

【性味】：性涼，味甘。

【成分】：含有蛋白質、脂肪等。

【功能】：補中益氣，生津潤燥，清熱解毒，和脾胃，消脹滿。

【主治】：赤眼，消渴；解硫黃、燒酒毒。

44. 糙米

【性味】：性溫，味甘。

【成分】：富含蛋白質、脂質、纖維及維生素 B_1 等

【功能】：健脾養胃、補中益氣，調和五臟、鎮靜神經、促進消化吸收。

【主治】：有助於排除體內毒素、淨化血管，並可促進新陳代謝。

45. 糯米

【性味】：性溫，味甘。

【成分】：含有蛋白質、脂肪、醣類、鈣、磷、鐵、維生素 B_1、維生素 B_2、煙酸及澱粉等。

【功能】：補中益氣，健脾止瀉，縮尿，斂汗，解毒、止瀉、止渴、止汗。

【主治】：脾胃虛寒泄瀉，霍亂吐逆，消渴尿多，自汗，便泄，痘瘡，痔瘡。

46. 粳米

【性味】：性平，味甘。

【成分】：所含成分與糯米相似，但含磷較多，鈣較少。

【功能】：補中益氣，健脾和胃，除煩渴，止瀉痢，壯筋骨，通血脈，益精強志，好顏色。

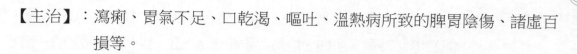

　　【主治】：瀉痢、胃氣不足、口乾渴、嘔吐、溫熱病所致的脾胃陰傷、諸虛百
　　　　　　損等。

47. 米醋

　　【性味】：性微溫，味酸。

　　【成分】：含有豐富的氨基酸、醣類、有機酸、維生素 B_1、維生素 B_2、維生素
　　　　　　C、無機鹽、礦物質等。

　　【功能】：袪脂降壓、降低膽固醇、解毒、解酒、消食、減肥、安神除煩、有
　　　　　　益心血管。

　　【主治】：外敷能療燒燙傷、關節炎、腋臭和癬，內服可驅蛔蟲，對高血壓、
　　　　　　肝炎、感冒、瘧疾等均有一定的作用。

48. 羊肉

　　【性味】：性溫，味甘。

　　【成分】：蛋白質、脂肪、磷、鐵、鈣、維生素 B_1、B_2 和煙酸，膽固醇等。

　　【功能】：補虛勞，袪寒冷，溫補氣血；益腎氣，養肝明目，補形衰，開胃健力；
　　　　　　補益產婦，通乳治帶，助元陽，益精血。

　　【主治】：治腎虛腰疼，陽萎精衰，形瘦怕冷，病後虛寒，產婦產後大虛或腹
　　　　　　痛，產後出血，產後無乳或帶下。

49. 海參

　　【性味】：性溫，味鹹。

　　【成分】：為高蛋白、低脂肪、低膽固醇的食品。含固醇、三萜醇，其中有粗
　　　　　　海參毒素（Holothurin）對小鼠肉瘤 180 有抑制作用。

　　【功能】：補腎益精、養血潤燥、生肌止血。

　　【主治】：精血虧損，虛弱勞怯，陽萎，夢遺，小便頻數，腸燥便艱，肺虛咳
　　　　　　嗽咯血，腸風便血，外傷出血，瘡癤。對高血壓、肝炎患者及老年
　　　　　　人有益處。

50. 鯉魚

　　【性味】：性平，味甘。

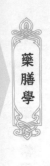

【成分】：含蛋白質、脂肪、胱氨酸、組氨酸、谷氨酸、甘氨酸、賴氨酸、精氨酸等胺基酸，肌酸、煙酸、維生素 A、B_1、B_2、C 及鈣、磷、鐵等。

【功能】：補脾健胃、利水消腫、通乳、清熱解毒、止嗽下氣。

【主治】：脾胃虛弱，飲食減少，食慾不振；脾虛水腫，小便不利，或腳氣，黃疸；氣血不足，乳汁減少。對孕婦下肢浮腫和胎動不安很有效果。

51. 豬腦、豬肝、豬心、豬肚、豬肺、豬腎、豬腳筋

51-1. 豬腦

【性味】：性寒，味甘。

【成分】：有較高的滋養補益價值，含鈣、磷、鐵比肉多，另含維生素 B_1、B_2 和煙酸等。但含膽固醇較多，故血脂過高，動脈硬化等病人不宜食用。

【功能】：補益腦髓，疏風，潤澤生肌。

【主治】：頭痛，眩暈，失眠，手足皸裂，癰腫，凍瘡。可以改善記憶力減退等症狀。

【備註】：豬腦一副，挑淨血絲，與 3 ～ 5 錢的天麻，加水燉成湯喝。

51-2. 豬肝

【性味】：性溫，味甘、苦。

【成分】：含有豐富的鐵、磷、蛋白質、卵磷脂和微量元素、維生素 A、維生素 C、硒等。

【功能】：補肝，養血，明目。

【主治】：血虛萎黃，夜盲，目赤，浮腫，腳氣。尤其是對勞累過度引起的肝功能不佳（非病毒引起的）有療效。

51-3. 豬心

【性味】：性平，味甘鹹。

【成分】：含有蛋白質、脂肪、鈣、磷、鐵、維生素 B_1、維生素 B_2、維生素 C 以及煙酸等。

【功能】：補虛，安神定驚，養心補血。

【主治】：驚悸怔忡，自汗失眠，神志恍惚等。

【備註】：豬心一副，加 3 ～ 5 分的朱砂（必須先經特殊炮製以除去重金屬成分，並以紗布袋包裹）熬煮，此藥膳主治血不營心導致的心臟無力、睡不安穩等。

51-4. 豬肚

【性味】：性溫，味甘。

【成分】：含有蛋白質、脂肪、碳水化合物、維生素及鈣、磷、鐵等。

【功能】：補虛損，健脾胃。

【主治】：虛勞羸弱，泄瀉，下痢，消渴，小便頻數，小兒疳積等。適用於氣血虛損、身體瘦弱者食用。

【備註】：豬肚一副，加 3 錢胡椒同煮，或燉、或蒸。此一藥膳對胃寒引起的消化不良，有改善作用。

51-5. 豬肺

【性味】：性平，味甘。

【成分】：含有蛋白質、膠原蛋白等。

【功能】：補虛、止咳、止血。

【主治】：肺虛咳嗽、久咳咯血等。

【備註】：豬肺清蒸，或與粉光參同熬，可以改善氣管功能不佳、容易感冒。

51-6. 豬腎

【性味】：性平，味甘、鹹。

【成分】：含蛋白質、脂肪、碳水化合物、硫胺素、醣類、鈣、磷、鐵、維生素 B_2、抗壞血酸、煙酸、尼克酸等。

【功能】：和理腎氣，通利膀胱，作用緩和。

【主治】：腎虛腰痛，身面水腫，遺精，盜汗，老人耳聾。

【備註】：豬腰子一副，與 2 錢杜仲或同重量的枸杞子或粉光參同煮，經常服用可以預防腰痠、背痛。

51-7. 豬腳筋

【性味】：性平，味甘。

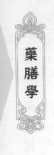

【成分】：含膠原蛋白豐富的食物。

【功能】：養血益肝，強筋壯骨，補腰健膝，舒筋活絡等。

【主治】：關節酸痛。適用於手腳無力、腰膝酸軟等症。

【備註】：豬腳筋紅燒，或與5錢川七、5錢黃耆同蒸，熟後只吃腳筋，不吃藥。
常吃此藥膳可以增強腿力，改善容易扭到筋的症狀。

第三節　注意事項

一、在選擇食材及處理方面宜注意以下各點

- 選購當地當季盛產的蔬果。
- 宜多選擇深綠色及紅黃色之蔬果。
- 選用未加工之全穀類、以增加纖維及維生素攝取。
- 不吃發霉食物，少吃煙燻、鹽漬、炸、炭烤及加硝製作的食物。
- 每天攝取多種不同食物。考慮均衡飲食，避免長時間過度食用某一類的營養素。
- 肉類盡量選用脂肪較少的部位，或除去脂肪及皮部。
- 選用天然、少加工及不含不明食品添加物的食材。
- 多選擇烤、滷、蒸、煮；適度用炒、煎；少用油炸的烹調。
- 調味料宜選擇較少油脂，如：醬油、醋、酒、蕃茄醬。沙茶醬、沙拉醬少用。
- 食材應徹底清洗乾淨，尤其是貝殼類、海藻類。
- 豆製品避免選用添加防腐劑及漂白劑。
- 肉類食品應冷藏或冷凍，妥善保存。
- 留意食品包裝使用期限。

二、均衡飲食應該注意以下各點

藥膳食療雖然與日常飲食不同，但也不是天天可使用的飲食，仍然要注意各項營養素的攝取與分配。均衡飲食應該注意以下各點：

- 每日均衡攝取六大類食物。
- 一、五穀根莖類：每天的建議量是3～6碗。

二、蛋豆魚肉類：每日攝取 25 公克黃豆蛋白。

三、蔬菜類：每天的建議量是三碟（一碟約一百公克，每天至少半斤蔬菜）。

四、水果類：每天建議吃二個水果，其中一個最好是維生素C含量豐富的水果。

五、奶類：其每日建議攝取量為 1 ～ 2 杯。。

六、油脂類：每日建議攝取量為 2 ～ 3 湯匙。

- 每日合理分配營養素：糖類 63%、蛋白質 12%、脂肪 25%。

- 膽固醇每日 400 毫克以下。

- 鹽每日 5 公克以下。

- 膳食纖維每日 30 公克左右。

- 鈣質每日 1000 毫克。

- 維持理想體重。

- 每日選擇 30 種以上不同的食物。

- 限制酒精及咖啡因的攝取。

- 採取「三少、三多」的原則，建立堅固的健康基礎。三少是少糖、少鹽、少油；三多則是多開水、多纖維、多運動。

第四節　藥膳食品的烹調方法

1. 煎：先將鍋內燒熱，放入適量的油，以中小火將食材慢慢煎至金黃色酥脆。例如煎蘿蔔糕。

2. 煮：將食材事先處理後，放入鍋內，加適量湯或水，先用武火燒開，改文火燒熟即可。例如煮飯或粥。

   2-1. 滾水煮：要等到水滾後才能將食物放入水中。例如煮水餃或麵條。

3. 炒：鍋內放入少許油，燒熱後，放進食材，以大火快動作翻動，保持食物的脆嫩口感。

   3-1. 爆：爆和炒的方式大同小異，只是在時間上較炒來的快些。用來爆的食材多是易熟或燙過的菜餚。也有因材料的需要而以辣椒、薑、醬油先行爆炒，取其香味，再加主材料快炒。

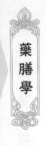

4. 炸：將油用武火燒熱，再將食材下鍋，注意翻動，防過熱燒焦，通常炸至橘黃色即可，起鍋前最好改成大火，將滲入食材的油逼出來，避免食材含油量過多。可分：

4-1. 清炸：先把食材浸在調味料內，等到入味之後，放入油鍋內炸。

4-2. 乾炸：將食材沾上調味料後，沾些太白粉或麵粉之類一起下油鍋炸。

4-3. 酥炸：以麵粉、發粉和少許油攪拌成麵粉糊，沾裹食材下鍋炸，使食材表皮酥脆。

5. 燴：將多種食材切小塊或絲狀和調味料、水混合烹煮，起鍋前加太白粉勾芡，使湯汁呈稠糊狀成一種湯汁菜。

5-1. 羹：又稱濃湯或糊。是指食材放入湯汁內，煮滾後加入太白粉水勾芡，使湯汁濃稠。和「燴」不同的是，燴是「物多汁少」，羹是「汁多物少」。

6. 燙：將湯和水用武火煮沸，投入新鮮或事先處理過的食材，以極短的時間內用武火烹熟，再撈出加以調味或沾醬食用。

7. 蒸：蒸鍋內的水煮沸後，將食材與藥物拌好調料後，連盤放入鍋內，隔水加熱，利用高溫蒸氣烹熟食材。用蒸的方式，可以讓食材柔潤多汁，保持營養成分。

8. 燒：指食物經過大火炒後，加調味料及水或高湯煮開，用文火燒酥爛後，武火收湯稍即可。例如紅燒肉，就是以醬油作為調味料下去慢燒豬肉。

9. 燜：先在鍋內放油，將食物和藥物同時放入，炒成半成品，加薑、蔥、花椒、湯及調味品，蓋鍋蓋，用文火燜爛。

10. 熬：先在鍋內加底油燒熱後，放入主料稍炒，再加湯及調味品，後用文火煮爛。

11. 烤：將醃過或調味過的食材，放在火上或烤箱內，利用火的熱力或輻射作用將食物烤熟。

12. 滷：利用多種香辛料與調味料加水混合煮成滷汁，再將食材浸泡在滷汁內烹調入味，用文火煮爛，使滲透滷汁至酥爛。

13. 燉：可分兩種

13-1. 直接燉：把調味後的食材直接加水或湯汁，武火煮沸，撇去浮沫，再以文火燉至食材熟爛入味為止。

13-2. 隔水燉：內鍋放進調味後的食材與水或湯汁，外鍋放入水，然後蓋緊內鍋蓋，以武火長時間烹煮，直至食材熟爛。

14. 扣：將處理過的食材，放在蒸碗內，放入蒸籠或鍋內蒸到熟軟後，在翻扣在盤中即可上桌。

15. 拌：新鮮或煮熟的食材，切好後放入調理盆內，加入各種調味料，以筷子將食材拌勻，即可食用。

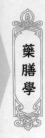

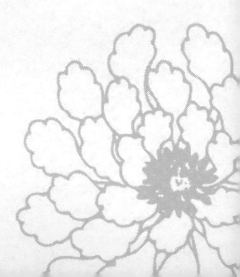

第四章 藥膳與養生

中醫養生強調天人一體、陰陽平衡、身心合一，認為天地的所有變化都會影響到人，陰陽協調百病不侵，不但要重視有形身體的鍛鍊保養，更須注意無形心靈的修練調養。養生的方法隨著四時的氣候變化，寒熱溫涼，做適當的調整。在《黃帝內經》靈樞素問篇中，就有一套非常完整的養生學說。一般民眾向來視吃補為「有病治病沒病強身」，把中藥視為溫和補養的食療。事實上，在不瞭解自己體質，任意服用中藥有時不但沒辦法強身，可能還會越吃越糟糕！

第一節 四季養生與保健

一、春季宜升補

春天陽氣升發，人體新陳代謝開始旺盛，須要大量的營養物質，供應身體之所需，春季進補，根據其萬物復甦、陽氣生發的特點，在進補時，就要考慮協助人體正氣的生發，就像早春時選用扶助正氣的補品，補元氣之品首推人參。《神農本草經》記載『人參』大補肺中元氣，瀉火益土、生津、明目、開心益智，添精神、定驚悸、除煩渴、通血脈。臨床應用上對於治療急性脫症和慢性虛弱，具有扶正祛邪之功效，實熱型體質宜用西洋參，虛寒型體質宜用高麗參。但因人參價格昂貴，在臨床上常選用與人參功效相同且物美價廉的黨參代替。對於冬季好發病的陽虛病人，如胃虛引起的哮喘或慢性哮喘者，雖已過了其疾病的好發季節，但體內虛損卻依然存在，若能在春季時適當進補一些養陽之藥，其效果更好，亦可減少冬季發病的機率。

春天以養肝為主，而肝主疏瀉，情緒宜平穩、少生氣，否則肝氣鬱結、肝血虛，都不利身體健康。春天後母臉，天氣常像冬天一樣寒冷且多變，易使肝氣起伏不定、腎水不足。而且春天的陽光還不是很充足，情緒上會有些鬱悶，要特別注意。茲舉例幾則春季常用補益藥膳，作為滋益健身之參考：

1、人參山藥雞湯

材料：紅棗三十個、黨參 15 克(高麗參、紅參均可)、淮山藥 200 克，烏骨雞一隻、加枸杞一大匙。

作法：一起加入燉鍋中燉熟，喝湯吃雞。

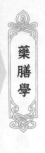

　　適用：氣血虛虧、體弱多病、精神不振、產後失血等。

　　功效：補脾健胃、益氣補虛。

2、生脈芝麻湯圓

　　材料：人參9克，麥冬15克，五味子12克，白糖15克，糯米粉400克，黑芝麻30克。

　　作法：將人參潤軟切片，微火烘脆研末，麥冬、五味子洗淨後裝入紗布袋並封口。黑芝麻炒香後搗碎。將麥冬、五味子放入鍋內，加水500毫升，煎煮一小時後，去藥渣取汁。將藥汁、黑芝麻、人參末、白糖拌勻成餡料。把糯米粉加水和成麵糰，做成麵坯，包入餡料做成湯圓。在鍋中置清水煮沸後，將湯圓下鍋煮熟即可。

　　適用：體虛或久病後心悸氣短、自汗、汗出口乾；低血壓、冠心病所致的氣陰虛患者均可適用。

　　功效：補虛益氣、養陰止汗。

3、安神調肝茶

　　材料：生麥芽20克、薄荷10克、柏子仁9克、酸棗仁各9克、香附6克、烏梅6克、柴胡6克、甜菊(葉)5克。

　　作法：全部藥材放入鍋內，加水1500c.c.，煮開後放涼，即可當開水飲用。

　　適用：肝氣鬱結、肝血虛、失眠。

　　功效：有助調理肝氣，並能解鬱、安神。

二、夏季宜清補

　　夏季炎熱，出汗多，消耗大量體液及營養物質，宜清補、健脾、祛暑化濕為原則，不宜過分燥熱肥膩之品，以免影響脾胃功能。選擇清淡芳香、易消化的涼性食品，如雞肉、西瓜、冬瓜、綠豆等，既能補益，又能解暑、生津止渴的食物。夏天氣候炎熱，暑熱及暑濕易侵蝕人體，常常因為大量出汗而導致食慾不好，而且由於體能消耗量大，常有疲勞之感，通常服用涼補防暑的補品，以養陰液、養五臟之陰液，以補元氣、清暑熱、生津止渴，如綠豆、薏仁、茯苓、天冬、麥門冬、菊花、金銀花、淮山、枸杞等，或生脈飲、補中益氣湯、四神湯等方劑。

　　生脈飲是夏天最好的藥，涼補與去濕的處方以生脈飲最多，如果元氣差可以

考慮補中益氣湯加一點佩蘭、霍香、薏苡仁等來去濕。清暑益氣湯也是夏天很好的處方，由生脈飲加一些提升元氣的藥組成。此外，菊花茶、綠豆湯、冬瓜茶、金銀花茶、蓮子湯等也都是適合夏天飲用的清涼茶飲。

中藥宜選擇藥性偏清涼之品，如菊花、西洋參、麥冬等。但是清涼之品，也不能吃得過多、過久，否則冷品刺激腸胃道內壁，減少消化酵素的分泌，因而引起腸胃疾病。夏天調養身體，忌過於溫熱，損傷津液；過於寒涼滋膩，使暑熱內伏，不能發汗。總之，夏季以涼補為原則，順應夏季陽氣旺盛的變化、調整體質、調和暑氣。

西瓜這類清熱水果，因為生冷易傷脾胃。西瓜能解暑、止渴利尿，但因西瓜生冷，吃多易傷脾胃，消化不良、易腹瀉者應少吃，吃太多會感到腹脹腹瀉、食慾下降，建議食用西瓜最好是在傍晚前為佳。

《素問‧四氣調大論》：「天地氣交、萬物華實。夜臥早起，無厭於日，使志無怒，使華英成秀，使氣得泄，若所愛在外。此夏氣之應，養長之道也。逆之則傷心，秋為痎瘧，奉收者少，冬至重病。」又鄒鉉《養老奉親書》中說：「夏至以後，宜服不燥熱平補腎氣暖藥二、三十服，如蓯蓉丸、八味丸之類，以助元氣。」道出了夏季滋補的必要。

又在氣候炎熱的夏季，人們出汗多，不但損耗大量體液，還消耗體內各種營養物質，尤其是無機鹽，如不及時補充，可能發生鹽類代謝紊亂。同時，炎炎夏季，食慾、消化吸收功能等都受到影響，造成人體入少而出多的代謝失衡，因此，許多人在夏季中體重都有不等程度的下降。

夏季的滋補品，一是補充損耗的物質，二是供給機體的需要，維持正常的生理活動功能。選擇養生補品應以清淡、滋陰食品為主，避免用黏膩礙胃、難以消化的食品。另外，應重視以健脾養胃、清暑解毒、生津止渴、益氣養陰為先。因此，瓜果、白糖、薏米、芡實、綠豆等食物都是夏天的清補佳品。以下有幾則對夏季常用補益藥膳及袪暑藥粥，提供給需要者作為參考選用：

1、山藥茯苓包子

材料：山藥、茯苓各 100 克，麵粉 200 克，白糖 150 克，炒白芍、蓮子適量。

作法：將山藥、茯苓研粉，加水浸泡成糊狀。另取麵粉發酵作包子面坯。將山藥、茯苓上籠蒸半小時後，調入麵粉、白糖、白芍、蓮子，拌勻成餡，

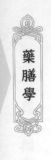

做成包子。把包子上籠蒸熟即可服用。

適用：食少、消渴、尿頻、遺精、遺尿等，本膳方為 3 ～ 5 人份，連續服用功效顯著。

功效：益脾胃、補氣陰、澀精氣。

2、燈芯苦瓜飲

材料：燈芯草 20 克，鮮苦瓜 150 克，鹽、味精適量。

作法：將鮮苦瓜去瓤、核洗淨，燈芯草去根剝皮，扎成一團。把燈芯草、苦瓜一同放入鍋內，用文火煮半小時，去藥，加鹽、味精調味。

適用：對於夏天暑熱傷身之身熱、多汗、倦怠、乏力、煩渴、尿短尿赤等暑症均可適用。

功效：清心降火、利尿通淋。

3、葡萄煎

材料：鮮葡萄、鮮藕各榨汁 100 毫升，鮮生地汁 50 毫升，蜂蜜 25 毫升。

作法：葡萄、藕、生地應取新鮮多水分之原料，分別置於陶瓷器皿中格壓榨汁，用紗布濾去渣，留汁備用。取葡萄、藕、生地汁置於砂鍋中煮沸，加入蜂蜜沖服。

適用：對於尿道炎、膀胱炎、砂淋等症均可適用。本膳方為每人份，可分數次服用，忌用鐵器。

功效：清熱涼血、利尿通淋。

4、綠豆粥

材料：綠豆 100 克，粳米 100 克。

作法：材料加水煮粥，營養豐富。

功效：清熱解毒、消暑止渴、清心瀉火。

5、扁豆粥

材料：扁豆、粳米各 100 克。

作法：材料同煮成粥。

適用：夏季服用，對疰夏引起的食慾不振、噁心嘔吐、大便溏泄等症有療效。

功效：健脾益胃、消暑止瀉。

6、蓮子粥

材料：蓮子 50 克，粳米 100 克。

作法：材料入鍋同煮，至蓮子極爛為度。

功效：除煩熱、清心火、養心安神。

7、荷葉粥

材料：荷葉 1 張，粳米 100 克，糖適量。

作法：荷葉 1 張，洗淨後煎湯取汁，加粳米 100 克，煮粥，加糖食用。

適用：對輕度中暑而見頭昏頭痛，胸悶氣短，無汗煩熱，小便色赤等具有較好的治療作用，對於高血壓、高血脂、肥胖病也有一定的療效。

8、蘆根粥

材料：鮮蘆根 150 克，粳米 100 克。

作法：取鮮蘆根 150 克，切斷，加水煎熬，取汁與粳米 100 克同煮成粥。

適用：暑熱煩躁口渴或鬱熱內發，牙齦腫痛及胃熱嘔吐，肺熱咳嗽等症患者服用。對持續高熱的病人，尤其是兒童，有一定的退熱效果。

大體來說，夏季進補，應根據自己的體質，適時適量，萬不可過之。除此之外，夏季宜防暑、防熱、澄心、安神、清茶、淡飯等等，都是順應正陽之升，以消暑熱之氣，有助養生保健的好方法。

人生活在自然界中，是自然界組成的一部分，自然環境發生變化時，人體也會發生與之相應的變化。故《靈樞・邪客》說：「人與天地相應也」。季節對人體生理的影響非常明顯。春屬木，其氣溫；夏屬火，其氣熱；長夏屬土，其氣濕；秋屬金，其氣燥；冬屬水，其氣寒。一年四季氣候變化的基本規律就是春溫、夏熱、長夏濕、秋燥、冬寒。人體也必須與之相適應，春夏陽氣發泄，氣血容易趨向於體表，則腠理疏鬆，多汗少尿；秋冬陽氣收藏，氣血容易趨向於裡，則腠理致密，少汗多尿。故《靈樞、五癃津液別》說：「天暑則腠理開，故汗出……天寒則腠理閉，氣濕不行，水下留於膀胱，則為溺與氣。」同樣，四時脈象也有相應的變化。《素問、脈要精微論》說：「春日浮，如魚之游在波；夏日在膚，泛泛乎萬物有餘；秋日下膚，蟄蟲將去；冬日在骨，蟄蟲周密。」春夏脈多浮大，秋冬脈多沉小，

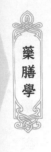

這種脈象的浮沉變化，也是人體氣血受四時氣候影響而出現的適應性調節反映。

暑為夏季火熱之氣所化，大凡夏至以後，立秋之前，自然界中的火熱外邪，稱為『暑邪』，『暑邪』為病為暑病。暑為夏季的主氣，暑邪致病具有明顯的季節性，主要發生在夏至以後，立秋之前。故《素問 · 熱論》說：「先夏至日者為病溫，後夏至日者為病暑。」暑邪純屬外感，無有內暑。

暑為陽邪，其性炎熱。暑為夏季火熱之氣所化，故暑為陽邪，其性酷熱。感受暑邪，必出現一系列陽熱症狀，如壯熱、心煩、面赤、脈洪大等。暑性升散，耗氣傷津。暑為陽邪，具有上升與發散的特性。故暑邪傷人，可致腠理開泄而大量出汗。汗多而津傷，因此常伴口渴、渴喜冷飲、尿赤短少等症。大量出汗，輕者氣虛，重則氣脫，故常見氣短、乏力、體倦等症狀，甚則突然昏倒、不醒人事。因此，《素問、舉痛論》說：「炅則腠理開，榮衛通，汗大泄，故氣泄矣。」《素問、六元正紀大論》也說：「炎火行，大暑至，……故民病少氣，……甚則鬱悶懊惱，善暴死。」所以，暑熱之邪，不僅耗氣傷津，還可能擾動心神，而致心煩悶亂而不寧。

夏為四時之一，炎熱夏季，常遇暑熱兼濕之候，腠理開泄，汗出亦多，人們常喜食生冷、寒涼之食。以致濕氣內蘊，傷及脾胃。因此夏季治病當以清熱解暑，和脾健胃為上。在傳統醫學《本草備要》中列舉不少消暑祛濕的藥方，諸如：山楂、藿香、佩蘭、菖蒲、茵陳、鬱金、防己、七茯苓、草果、白朮、澤瀉、蒼朮、升麻、茯苓等等。都有清熱除濕、運脾除濕，以及溫化水濕的功用。若加上寒濕內傷引起的發熱惡寒、頭痛、胸膈滿悶、脘腹疼痛、惡心嘔吐、大便泄瀉者，藿香正氣丸亦是不錯之良方。

又暑多挾濕。暑季不僅氣候炎熱，而且多雨而潮濕。濕熱瀰漫，人身之所及，呼吸之所受，均為濕熱之氣，故暑邪為病，常兼挾濕邪為患，因此說「暑多挾濕」。臨床上除見發熱、煩渴等暑熱症狀外，常兼見四肢困倦、胸悶嘔惡、便溏不爽等濕阻症狀。所以前人有「凡治暑者，不兼治其濕，乃醫之過也」之說。

三、秋季宜平補

秋季由暑熱漸轉涼爽，汗漸收，體力消耗漸減，此時補養以營養易消化之品最佳。其中芡實是最適宜的食物，它可以補助腸胃功能，調合氣血。秋天燥氣重加上濕度下降，易讓體內津液變少、水分不足引發便秘，平時宜多吃含纖維質的

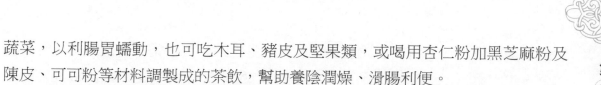

蔬菜，以利腸胃蠕動，也可吃木耳、豬皮及堅果類，或喝用杏仁粉加黑芝麻粉及陳皮、可可粉等材料調製成的茶飲，幫助養陰潤燥、滑腸利便。

　　要避免便秘，飲食部分宜少吃易上火的油炸類食物如炸雞，即使天氣開始轉涼，也不宜太早就吃羊肉爐、十全大補湯等偏溫熱性的藥膳來進補，以免因體內火氣上升、增加津液耗損而導致便秘。此外，因天氣漸涼、腸胃蠕動也會開始變慢，可趁睡醒後按摩肚臍周圍及做彎、勾腳部的伸展動作，有助喚醒腸胃、刺激腸胃蠕動。

　　補充纖維及膠質，菠菜、地瓜葉、青江菜及黑、白木耳或豬皮等可滋陰潤燥，當中的纖維質、膠質能促進腸胃蠕動。堅果類如栗子、核桃等則可潤腸通便。入秋後溫度下降，天氣漸轉涼，秋天不適合突然吃太補的食物或中藥材，應以平補、溫補較適合，飲食要以健脾、潤燥為主。尤其白天熱、清晨和晚上涼，容易因日夜溫差大而著涼，建議在剛入秋時可使用性溫平的中藥材，煮成甜品食用，有助預防秋天好發疾病，如乾咳、皮膚發癢等。隨著天氣轉涼，食慾打開、胃口較好，容易攝取過多的熱量，導致體重大增。秋天應注意食補要適度且適量，若因天氣突然變冷就開始吃十全大補或進補太燥熱，如吃羊肉爐，可能出現口乾舌燥、嘴破等情形。建議使用中藥材進補時，應平補、溫補，也就是藥材以性溫或性平，不過寒也不過燥為佳，如蓮子、銀耳等。

　　歷代養生家都強調「春夏養陽、秋冬養陰」，認為這是指導人們四季養生的重要原則。陰精是構成人體和維持人體生命的重要物質，也是化生陽氣的物質基礎，只有陰精充盈，才能維持人體正常的生命活動，抵禦外邪的侵襲。因此，秋季宜選擇適當的藥膳，作為養生保健之需。尤其秋冬寒涼，人體陽氣不致妄泄，脾胃機能每多健旺，是養陰滋補的良好時機，素體陰虧之人，尤宜趁此季節進食養陰滋補之品。食物方面如：荸薺、藕粉、蜂蜜、芝麻、百合、冬瓜、山藥、甘薯、核桃仁、白木耳、蛤蜊、烏骨雞等，都有滋養陰精的作用。如能適當配以藥物煎燉，則效果更佳。滋陰的藥物特別是冬蟲夏草、沙參、枸杞子、桑寄生、麥冬、玉竹、鱉甲等，都是養生保健的不錯選擇。

　　由於夏天人體胃腸功能減退，故不可一入秋季便胃口大開，大補特補。應有計劃、有步驟地調整飲食。初秋之季，可先用芳香化濕、開胃健脾的食物，如荷葉粥之類。另外還可多進些素食品，如豆製品、雞蛋、蔬菜等，即利口且易消化，又可補充人體需要的維生素和蛋白質，等脾胃消化吸收功能漸漸好轉，再考慮進

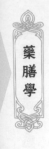

食較油膩的補品。傳統的滋陰潤燥膳食有：生地粥、黃精粥、黑芝麻粥、雪梨玉竹粥、生山藥粥、沙參二冬粥、脊肉粥等。以生地粥為例：取鮮生地50克（乾品10克），洗淨，加適量的水，煎煮1小時，去渣。再加入淘淨的粳米100克，煮爛而成粥。每日晨服，可滋陰補肺。再以脊肉粥為例：取豬脊肉60克，洗淨切絲，加香油略炒後，納入粳米100克，煮粥，待熟時加入調味品食用。此粥有補中益氣、滋肌潤膚之功，適用於氣陰不足的肌膚粗糙、大便秘結等患者。

　　一場秋雨一場寒。秋季天氣漸冷，為了預防疾病，選擇一些藥膳、藥粥作為保健是絕對必要的。以下有幾則秋季常用補益藥膳及秋月潤養肺燥藥粥，以為秋金滋養保健之用。

1、生石膏地梨湯

　　材料：生石膏30克，地梨（荸薺）250克，冰糖50克。

　　作法：將生石膏裝入紗布袋內（三層），封口備用。地梨去皮洗淨。用生石膏加水適量先煎半小時，加入地梨，再加煎半小時，去石膏，加冰糖煮沸後即可。

　　適用：預防流行性腦膜炎。本膳方量為每人份，脾胃虛寒者慎服，不限服用時間、服用量，日內服完即可。

　　功效：清熱解毒。

2、參桂湯

　　材料：龍眼肉30克，紅糖6克，西洋參3克。

　　作法：將西洋參切片或研末，與龍眼肉同置於鍋內，加水1000毫升，加入紅糖（有內熱者改為白糖），上籠溫火蒸2～3小時即成。

　　適用：產婦體虛調養、久病體虛。本膳方量為每人份，感冒、痰稠色黃、腹脹等症及體質虛寒喜熱飲者忌用，也可用太子參9克代替西洋參。

　　功效：益氣補血、養陰清熱。

　　備註：龍眼肉以片大、肉厚、質細軟、棕黃色、半透明、味甜者為佳；西洋參以質輕、內層切面有細小的菊花形紋路、味清香者為真品。

3、潤肺銀耳羹

　　材料：西洋參3克，北沙參、天門冬、川貝母、白及各6克，銀耳25克

（乾），白糖 50 克，味精適量。

作法：將前 5 味藥物均洗淨切片，裝入紗布袋中封口備用。銀耳水發後去雜質，撕成小瓣狀，放入清水中浸泡待用。先把藥物加清水 1000 毫升煎 1 小時，去藥，加銀耳用文火煎 2 小時，移至旺火加熱至沸，加糖、味精調味即可。

適用：久咳痰少、痰中帶血、口燥咽乾、手足心熱之肺心陰虛症患者。本膳方量為每人份，腹部冷痛、喜熱飲、腹瀉者不宜服用，常食有益，但不宜過量，尤以秋燥時令服用為佳。

功效：養陰清熱、益氣生津。

4、梨粥

材料：梨子 2 粒，粳米 100 克。

作法：梨子 2 粒，洗淨後連皮帶核切碎，加粳米 100 克，和水煮粥。

5、胡蘿蔔粥

材料：胡蘿蔔 250 克，粳米 100 克。

作法：胡蘿蔔 250 克，洗淨切碎加粳米 100 克和水煮粥。

6、菊花粥

材料：菊花 50 克，粳米 100 克。

作法：先將菊花煎湯，再將菊花湯與粳米同煮成粥。

7、芝麻粥

材料：芝麻 50 克，粳米 100 克。

作法：先將芝麻炒熟，研成細末，待粳米煮熟後，拌入芝麻末同食。

8、栗子粥

材料：栗子 50 克，粳米 100 克。

作法：材料加水煮粥。

《素問‧遺篇、刺法論》中曰：「正氣存內，邪不可干」，其意思是有了健康的身體，病邪就不容易侵入。秋高氣爽，正是戶外活動的大好時光，我國歷來就有重陽節登高的習俗，《九日登玄武山遠眺》一詩中云：「九月九日望遙空，

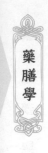

秋水秋天生西風。寒雁一向南去遠，游人幾度菊花叢。」、《和范都官行後九日奉寄》一詩中也謂：「更上高峰盡高處，黃花新酒醉重陽。」由此可見，秋季外出活動對人的身心健康是大有裨益的。除了爬山、跑步、冷水浴等鍛煉外，還可學習太極拳、八段錦、易筋經等由華陀等古代醫學家創造的健身方法，不僅能增強體質，預防疾病，而且還對各種慢病的治療有輔助作用。但值得注意的是，應避免運動量過大而致大汗淋漓，以致耗傷津液。

燥邪具有乾燥澀滯的特性，最益耗傷人體陰津。常見症狀有：皮膚粗糙而不滑潤，鼻乾咽燥，口唇燥裂，痰不易出，小便短少，大便不暢等。燥邪最易傷肺，如《醫門法律‧秋燥論》曰：「燥氣先傷上焦華蓋」。因為肺為嬌臟，善潤惡燥，所以燥邪侵肺，導致肺的陰津不足，影響其宣發肅降，不但會出現口鼻咽喉乾燥症狀外，還可能出現乾咳少痰或痰中帶血等。由於天氣一天比一天涼，如不注意防護，體質較差的人受涼感冒，恐怕是避之不及之事。

中醫強調「未病先防」，在疾病未發之前，先做好預防工作。一但生了病才想要去治療就像「臨渴而穿井，斗而鑄錐，不亦晚乎」。因此，秋季防燥成了秋季養生不容忽視的問題。

秋季萬物蕭瑟，應注意心神護理，使精神愉快，衣服也宜逐漸增加，以防止感冒。在天氣乾燥的秋天，常有涼燥之氣，由於氣候涼爽，人們喜食蔥薑辛溫之物。辛溫太過，則傷肺氣。因此，在秋季應忌過食煎炸動火之物，飲膳宜潤燥，而以辛涼生津之品為宜。且因金秋乾燥，燥易傷肺致咳，更宜選用潤燥生津，潤肺止咳，潤燥通便之品。那些是潤燥生津、潤肺止咳、潤燥通便之方呢？潤燥生津，可用玉竹煲湯服。玉竹善於養陰潤肺，凡老年人傷陰，以致咳嗽、口渴、虛熱、消渴、易飢，可常服此方。潤燥止咳，可服百合。百合能煮粥，可為蔬，可製羹，也可做湯。百合具潤肺養陰寧心之功，對體虛肺弱，慢性支氣管炎、支氣管擴張、肺結核和咳嗽咯血者，亦食亦藥，是最適宜的食療佳品。潤燥通便，凡年老體虛，陰分不足者，可常用生何首烏 20～30 克煎服，或用芝麻 30 克，胡桃肉 30 克，加蜂蜜服用。從秋而冬，天氣由涼而冷，養生者必須保持足夠的陰津，因此常服潤燥生津之品，令陰津充足，只有陰足，才能陰生陽長，再輔以食療，則秋冬安適，翌年春初即不致招來疾病。

四、冬季宜滋補

冬日嚴寒，人體需要更多的能量來抵禦寒邪的侵襲，尤其是虛寒體質的人更是需要。冬令進補不外乎是薑母鴨、當歸鴨、羊肉爐、麻油雞、十全大補湯等，這些熱呼呼的補品，卻也隱藏高油脂、高熱量的危險性。在補品的選擇上，就要稍加注意，尤其慢性病患者，避免太鹹、太油、毫無限量食用，酒精要適度。

入冬補腎氣、增體力、健腸胃，男女皆需補腎氣。無論男性或女性，冬天皆有必要補腎氣。要補腎氣可先看自己是腎陰不足還是腎陽不足，或是兩種情況交替出現，各有不同症狀。按照中醫辨證，人體的虛證可劃分為氣虛、血虛、陰虛、陽虛等不同類型，因而藥補便需要針對不同的證型選用不同的藥物。

『氣虛者』多見倦怠乏力、呼吸短促、動則氣喘、面白無華、食慾不振、大便溏薄、舌質淡白、脈象虛弱無力等症狀，冬令進補時宜選用具有補氣作用的藥物，如人參、黨參、太子參、黃耆、白朮、山藥、扁豆、甘草、紅棗等。

『血虛者』多見心悸、失眠頭暈眼花、面色萎黃、指甲蒼白、髮枯不榮、耳鳴或耳聾、脈象細弱無力等症狀，進補時宜選用具有補血作用的藥物，如當歸、熟地、何首烏、白芍、阿膠、龍眼肉等。

『陰虛者』多見口乾咽燥、虛煩不眠、五心煩熱或骨蒸潮熱、便秘盜汗、舌紅少苔、脈象細數等症狀，冬令進補時宜選用具有補陰作用的藥物，如沙參、麥冬、石斛、玉竹、黃精、百合、枸杞子、女貞子、龜板、鱉甲、黑芝麻等。

『陽虛者』多見形寒肢冷、虛喘浮腫、腰膝酸軟、大便稀溏、小便清長、舌質淡胖、脈象沉遲微細等症狀，進補時宜選用具有補陽作用的藥物，如鹿茸、巴戟天、肉蓯蓉、仙茅、淫羊藿、杜仲、續斷、骨碎補、益智仁、冬蟲夏草、蛤蚧、胡桃肉、紫河車、菟絲子等。

冬令進補固屬有益，但若補之不當，也會帶來不良後果，甚至釀成大害。一般說來，以下「四忌」是應該予以重視的。

1、忌無虛濫補：

中醫進補的原則是虛者補之。無虛濫用補藥，不但徒耗藥物，浪費錢財，而且還會導致陰陽失調，臟腑正常的生理功能受到擾亂。

2、忌虛不受補：

導致虛不受補，表現為虛弱病人服了補藥後，病痛不減，反而加重或出現了口乾、舌焦、煩躁、夜不能寢、虛火上竄、消化不良、腹脹等一系列不良反應。

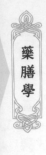

3、忌閉門留寇:

疾病的發生,是外邪侵入和正氣不足所致,病邪猶寇匪,常乘虛侵入人體,故有「邪之所湊,其氣必虛」的說法。病邪侵入人體時進行補虛,虛雖補了,但卻關了門將病邪留在體內,很難驅逐。

4、忌守藥待康:

一個人患了病後,要想盡快恢復健康,僅僅靠服用補品補藥,純屬消極手段。要恢復健康,絕不能僅僅依賴補品補藥。身體虛弱,有因先天不足,有因後天失養,特別是後天失養為多,如飲食失調、情志不遂、房勞過度等。因此,體虛者除了進補之外,加強體育鍛煉,注意飲食衛生,保持良好的衛生習慣和精神狀態,是十分重要的。

以下幾則冬季常用補益藥膳及冬日食補五粥,提供給胃陰虛寒、足膝無力,以及心悸健忘失眠者,作為藥食之選用。

1、枸杞子蛋花湯

材料:枸杞子 15 克,南棗 6 個,雞蛋 2 隻。

作法:將枸杞子、南棗裝入紗布袋中,封口備用。雞蛋攪勻。把枸杞子、南棗袋放入鍋內,加水適量,煎煮 1 小時。去藥留汁煮沸,倒入蛋漿,用小火煮半小時後服用。

適用:頭暈、眼花、心神不安、心悸、健忘、失眠等神經衰弱症;體虛、視力減退、遺尿、夜間多尿、貧血、慢性肝炎、肺結核及慢性消耗性疾病的輔助膳食治療。本膳方為每人份,每天或隔天服一次,連吃三次可見效。常食有益,不宜與蔥、魚同食。

功效:補血益氣、健脾胃、養肝腎。

2、氣血大補湯

材料:黨參、(炙)黃耆、(炒)白朮、茯苓、當歸、熟地黃、芍藥各 3 克,(炙)甘草、(炒)川芎各 2 克,肉桂 1.5 克,豬肉 90 克,豬肚 75 克,水發魷魚 50 克,生薑 3 克,雞、鴨翅各 50 克,小排骨 50 克。

作法:將藥材按方配齊,裝入紗布袋中封口待用。生薑拍破,豬肉切片,豬肚、魷魚切絲,雞、鴨翅及小排骨斬成小塊。將藥、食同時入鍋,

加清水 2500 毫升，用武火加熱至沸，撇淨浮沫，然後用文火燉 2 小時，去藥袋，分裝十小碗待食。

適用：氣血不足所致的久病體虛、面色萎黃、眩暈、神疲、足膝無力等偏於虛寒之症。本膳方為 3 人份，宜於冬季長期服用。

功效：益氣補血。

3、耆棗蓯蓉湯

材料：黃耆 15 克，大棗 30 克，肉蓯蓉 15 克，薑，鹽，味精，茴香適量。

作法：將肉蓯蓉浸入黃酒中 24 小時，去皮切片，黃耆洗淨切片，棗去核，肉蓯蓉、黃耆均裝入紗布袋中。加藥材、棗肉、薑、鹽、茴香適量清水，用旺火煮沸後移至小火煮至酥爛，棄藥，加味精調味即可。

適用：腰膝痠軟冷痛、怕冷、陽萎、產後乳少、消瘦、便秘等症。本膳方為每人份，高熱、大渴、便秘、痰多且稠、積食、腹脹或陽虛有熱者，不宜食用。本方宜在寒冬季節服用，夏季宜少食。有急性化膿性感染者食此膳時，不宜同食野雞、魚、蝦。

功效：補腎壯陽、益氣補血。

4、羊肉粥

材料：羊肉 250 克，粳米 100 克。

作法：先將羊肉洗淨烹煮，切碎備用；粳米淘洗後，加適量水煮粥，煮至半熟時倒入羊肉，同煮至熟。

功效：益氣補虛、溫中暖下。

5、胡桃粥

材料：胡桃仁 50 克，粳米 100 克。

作法：取上述材料，加水同煮成粥。

適用：哮喘病、神經衰弱、小便頻數等病症。

功效：益腎補腦、止咳定喘。

6、龍眼粥

材料：龍眼肉 30 克，粳米 100 克。

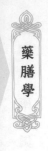

作法：取上述材料，加水同煮成粥。

功效：大補氣血、養心安神。

7、枸杞粥

材料：枸杞 50 克，粳米 100 克。

作法：取上述材料，加水同煮成粥。

適用：肝腎陰虧、頭昏目眩、遺精、久咳者食用。

8、臘八粥

材料：粳米 100 克，花生仁 520 克，黃豆、蓮子肉、紅棗各 20 克。

作法：取上述材料，加水同煮成粥。

功效：補益作用。

冬季氣溫過低，或氣溫驟然下降，人體不能適應這種變化，就會感受寒邪，發生疾病。中醫認為：寒為陰邪，易傷人體陽氣。如寒邪直中脾胃，脾陽受損，便可見脘腹冷痛，嘔吐，腹瀉；若心腎陽虛，寒邪直中少陽，則可見惡寒蜷臥，手足厥冷，下利清谷，小便清長，精神萎靡，脈微細弱。中醫還認為：寒主收引凝滯。如寒邪侵襲肌表，毛竅腠理閉塞，抑遏衛陽，可見惡寒發熱，無汗。寒客血脈，則氣血凝滯，血脈攣縮，可見頭身疼痛，脈緊；寒客經脈關節，經脈拘急收引，則可使肢體疼痛，屈伸不利，或冷厥不仁。冬季容易發生的疾病有凍傷、感冒、骨折、手足皸裂、關節炎等，支氣管炎、肺炎、腦中風、冠心病、急性心肌梗塞、胃潰瘍、結腸炎、慢性腎炎等，這些症狀都是因受涼發作而加重，都應該引起重視，因此，及時做好預防保護工作，是值得重視的課題之一。

另外，在冬季，宜注意人體與氣候變化的適應性，精神活動與氣候變化的一致性，和與自然環境的和諧性。常言道：「暖身先暖心，心暖則身溫。」因為心安則神旺，神旺則氣暢，氣暢則血融，血融則骨強，骨強則髓滿，髓滿則腹盈，腹盈則下實下實則行步輕健，動作不疲，四肢康健。正由於心神旺盛，內氣通暢，血脈順和，全身四肢百骸才能溫暖，方可抵禦嚴冬酷寒的侵侮。

中醫認為：心主神明，有調節人體精神、意識、思維活動的功能。《靈樞、邪客》篇還認為：「心者，五臟六腑之大主也，精神之所舍也。」《醫學源流論》中更認為「心為一身之主，臟腑百骸皆聽命於心，故為君主之官。心藏神，故為

神明之用。」這些都在在處處說明心通過『神』的作用，領導五臟六腑的功能運轉，是生命活動的主宰。《素問‧靈蘭秘典論》指出：「主明則下安」，「主不明則十二官危」。更說明心臟只要不受干擾，能正常發揮『領導』的作用，各臟腑、組織、器官就能夠維持正常的生命活動。

五、結論

我國民間自古就有冬季進補的習俗，這是因為冬季氣候寒冷，人體為了保持正常的體溫，就需要產生更多的熱量，以抵禦寒氣的侵襲，因此，機體對營養的消耗量也隨之上升，營養需求增加，所進補的願望也就特別迫切。冬氣又內應於腎，主藏精，宜固攝於內，以備春夏生命活動亢奮之需。因此，古今醫家與養生學家都把冬令視為進補的大好時節。民間有諺語曰：「冬令進補，明春打虎」；「三九補一冬，來年無病痛」。然而，進補之目的是為了補其不足，即身體中缺少什麼就補充什麼。如果一個人身體很健康，並沒有什麼虛弱症候，就沒有必要盲目使用藥物補品，只要適當增加一些食物的供應量和注意食物的合理搭配就可以了。

古諺云：「一心療百病，不假藥方多。」這是說，只要清心守一，就能抵禦各種疾病的侵擾，不必過分依賴眾多的藥方。明代王文祿在《醫先》中也說，「一切病在於心，心神安寧，病從何生？」《素問‧生氣通天論》中指出「清靜則肉腠閉拒，雖有大風苛毒弗之能害。」由此可知，思想情緒對人體健康的影響極大。只要清心寡欲，不過於思慮，做到心安神怡，就能使機體內的氣和血暢。氣足血盈，人體的生命活動正常，體質增強，生命力旺盛，百邪不能侵侮，百病便無以生了。

唐代名醫孫思邈在其《千金方》說：「凡欲治療，先以食療，既食療不癒，後乃用藥爾。」可知食物及藥物對身體起到調理作用，使人體陰陽平衡而順應四季陰陽變化，以適應春、夏、秋、冬四季溫、熱、寒、涼氣候的侵襲而達到防病的效果。養生需要了解自身體質，再選擇適合的養生藥膳，此處重申與季節相關的養生須知；先人論述，春、夏宜養陽（即補氣之意），秋、冬宜養陰（即補水、補血之意）；還說冬不藏精（即精氣與元氣之意），還傷於寒（受寒邪入侵），春必病溫（熱性病）（感冒之類）；綜上述之理，得知秋、冬養生之重要性，然如何選擇養生膳食呢？以冬令欲跨春季來說，應該著重冬季的養陰與春季的養陽，此兩季節分際於人體的腎臟與肝臟養生為重，腎臟為藏精之所，肝臟為藏血之處，冬、春用膳之補宜熱補（冬）、宜溫補（春）。

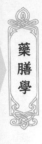

第二節　簡易養生藥膳ＤＩＹ

1、人參豬肚

功用：大補元氣，可用於虛贏乏力、形瘦身倦等症；體虛之人可經常食用。

材料：豬肚1個，人參3錢（或黨參5錢也可），乾薑、核桃肉各2錢，葱白7根，糯米8兩，食鹽、醬油、調味料適量。

作法：豬肚清洗乾淨後，微氽燙一下，再將上述材料都塞入豬肚之內，紮緊，勿使藥氣外洩，加水煮爛即成。空腹隨意食用。

2、良薑燉雞塊

功用：補虛散寒、理氣消脹。可用於體虛瘦弱，對腹部經常冷氣竄痛之病人食用，有輔助治療作用。

材料：公雞1隻，良薑、草果各2錢，陳皮、胡椒各1錢，葱、調味料、食鹽適量，醋少許。

作法：公雞去毛及內臟，洗淨，切塊，放在砂鍋或白鐵鍋內，再加入良薑、草果、陳皮、胡椒、葱、調味料、食鹽、醋，加水以小火煨燉，熟爛即可食用。

3、杜仲腰花

功用：補肝腎、健筋骨、降血壓。適用於腎虛腰痛，步履不堅，頻尿，眩暈，老年耳聾，高血壓等症。

材料：豬腰約7兩，杜仲4錢，芡粉8錢，紹興酒1兩半，食鹽適量，白糖1錢，調味料適量，醋少許，醬油1兩3錢，花椒半錢，葱1兩3錢，薑3錢，蒜3錢。

作法：1.豬腰一剖兩片，切去腰臊，筋膜，切成腰花，微氽燙備用；2.杜仲加清水，熬成濃汁50毫升，一半杜仲汁加入紹興酒，芡粉6錢和食鹽適量調拌腰花；一半杜仲汁加入白糖1錢，調味料，醋少許，醬油和芡粉2錢，兌成滋汁；3.將鍋置旺火上燒熱，倒入食用油，至八成熱時，放入花椒，投入腰花、葱段、薑、蒜，快速炒散，即起鍋時倒入滋汁，翻炒均勻，起鍋即成。

4、當歸羊肉羹

功用：補氣養血、強壯身體。適用於產後氣血虛弱，營養不良，貧血，多汗，肢冷等症。

材料：羊肉 16 兩，黃耆、黨參各 8 錢，當歸 2 錢，川芎 3 錢，生薑 1 兩，食鹽少許，調味料少許。

作法：1. 羊肉洗淨，切成小塊，微汆燙去血水備用；2. 黃耆、黨參、當歸、川芎用紗布包，用線綁好，共放在砂鍋裏，加水適量，以小火煨煮至羊肉將爛時，放入生薑，食鹽、調味料少許，待羊肉熟爛即可，分頓隨量喝湯為主，也可吃肉。

5、辣椒拌腐皮

功用：散寒除濕、導滯止痢。適用於寒濕瀉痢。

材料：(尖) 辣椒 1 枚，乾豆腐皮 1 兩半，食鹽少許，調味料適量。

作法：1. 尖辣椒用濕布擦乾淨，去子，切碎；2 乾豆腐皮放入清水中，略浸發泡後取出，捲起切絲，裝入盤中；3 素油倒入炒鍋，燒熱，放入辣椒，炸成辣椒油，澆在豆腐皮上，再加食鹽，調味料，拌均勻即可食用。

6、青蝦炒韭菜

功用：補虛助陽。陽萎或宮冷不孕病人經常食用，有輔助治療作用。

材料：青蝦 8 兩，韭菜 3 兩，黃酒、醬油、醋、薑絲、調味料適量。

作法：1. 青蝦洗淨備用，韭菜洗淨切段備用；2. 先以素油煸炒青蝦，加入黃酒、醬油、醋、薑絲、調味料等調料，再加入韭菜煸炒，悶熟即可。

7、山藥湯圓

功用：補腎滋陰。經常食用，可治療男子腎虛腎寒精虧之症。

材料：生山藥 4 兩，白糖 4 兩，胡椒粉少許，糯米粉 5 兩半。

作法：1. 生山藥洗淨，蒸熟，剝去皮，放在大碗中，加白糖，胡椒粉，以勺壓拌調勻成泥餡備用；2. 糯米粉調水適量揉拌成軟料，再與山藥餡包成湯圓，食用前煮熟即可。

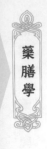

8、豬皮膠凍

功用：補血滋陰、止血。經常隨量食用，可治療貧血消瘦，月經過多，崩漏，以及各種出血症。

材料：豬皮 1000 克，黃酒 250 毫升，紅糖 250 克。

作法：1.豬皮去毛，洗淨，切成小塊，放在大鍋中，加水適量，以小火煨燉至肉皮爛透汁液黏稠時，加黃酒、紅糖，調勻即可停火；2.倒入碗盆內，冷藏待成膠凍即可食用。

備註：如喜歡鹹滷之味者，也可把紅糖改用其他原料代之，或加入一些補血滋陰藥(先熬成湯液後再加入 1 法中)均可。

9、橘棗飲

功用：飯前代茶頻飲，有助食慾不振；飯後代茶頻飲，有助消化不良。

材料：大紅棗 10 枚，廣東橘皮 1 錢。亦可加入少許砂糖或少許鹽巴。

作法：大紅棗置鍋內炒焦，廣東橘皮切絲，放入保溫杯內，以沸水沖泡溫浸 10 分鐘，即可飲用。

第三節　藥膳與養生

一、科學飲食，健康長壽。

二、養成良好的飲食習慣：軟、雜、清、適量、自然。

三、最佳膳食是平衡：

需考慮營養平衡、熱量平衡、酸鹼平衡。

四、自我估算膳食營養：

包括蛋白質、脂肪、碳水化合物、無機鹽、鈣、鐵、鋅、維生素等之考量。

五、安排食譜：

可採用每日安排法、每周安排法或統計補償方式。

六、怎樣增進食慾：

1、那些原因影響食慾。

2、多吃富鋅食物搭配。

3、不妨餓一頓。

4、保持愉快的情緒。

5、改進進餐環境。

6、注意食物香味。

7、多酸少鹹。

七、認識烹調之道：

1、粗通烹調是長壽老人的一個特徵。

2、學會保護營養素。

3、選料宜鮮。

4、烹調宜水。

5、調味宜平。

6、去三白（少吃三白食物：鹽、糖、脂肪）。

八、常見疾病的藥膳調治：

A、預防保健之道。

B、高血壓的膳食調治：

1、睡眠充足，多運動，營食充足。

2、不宜食品，如：動物性油脂、高膽固醇食物、太鹹、太甜、辛辣、煙、酒、濃茶、濃咖啡等。

3、有益食品：芹菜、冬瓜、豆芽、蘆筍、海帶、西瓜、綠豆湯等。

C、肥胖的膳食調治：

1、肥胖是長壽的大敵。

2、少吃油膩、油炸食品、糖果、糕點、麥乳精、罐頭、酒等。

3、宜吃蔬菜、水果、玉米、冬瓜、紅豆、綠豆、山楂、茯苓、海帶等。

D、糖尿病的膳食調治：

1、特徵：尿多糖、多喝、多尿、多吃。心血管、神經系統都可能受到損害。多運動。忌食高糖食品、甜味飲品、煙酒、辛辣刺激食品等。

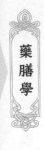

2、宜吃水果、豆製品、海藻類、磨菇、南瓜、海菜、山藥、玉米、人參、枸杞、黃耆、綠豆、紅豆、胡蘿蔔、芹菜、荸薺等。

3、藥膳：上消 (天花 5、山藥 5、粳米 10)。下消 (地黃 5、山藥 3、山茱萸 3、澤瀉 2、茯苓 3、丹皮 2、肉桂 0.8、附子 0.8、牛膝 1.5、車前子 1.5)。

4、成方：滋陰消渴散、六味地黃丸、白虎加人參湯、玉泉丸、消渴方、清心蓮子飲、竹葉石膏湯、竹葉黃耆湯、調胃承氣湯、半夏瀉心湯、降糖飲等。

E、老年人骨質疏鬆症的膳食調治：

1、骨骼一直在衰老。

2、補充鈣及蛋白質。

3、增加維生素及微量元素。

4、多戶外運動。

F、癌症的膳食調治：

1、飲食不當是重要的致病原因。

2、少吃脂肪、鹽。

3、多吃蔬菜、水果。

4、不要偏食。

5、改善不好的飲食習慣。

6、營養要充足。

7、忌食致癌物：發霉的花生、豆、穀類、腐爛及放置太久的食物、燒焦的食物、食品添加物、長期使用罐頭、辛辣濃烈的調味品等。

8、抗癌食品：山藥、紅豆杉、蘆筍、枸杞、靈芝、薏苡仁、菱角、訶子、紫藤瘤、茄子、各種磨菇、奇異果等。

9、抗癌藥膳：樂適舒 (W.T.T.C.，紫藤瘤、菱角、訶子、薏苡仁，本方最適合治療消化道癌症)。

10、五味消毒飲 (金銀花 15、蒲公英 4、紫花地丁 4、菊花 4、紫背天葵 4)。

11、半枝蓮 10、三尖杉 4、地黃 4、白花蛇舌草 10、女貞子 4、黃耆 5、當歸 2、人參 3、枸杞子 2)。

12、靈芝。

13、紅棗 6、蒲葵子 10、半枝蓮 10、白花蛇舌草 20。

14、紫杉醇。

15、成方：十六味流氣飲、丁香柿蒂湯、子宮頸癌湯、五積散、當歸蘆薈丸、仙方活命飲、和營散堅丸、海藻玉壺丹、紫根牡蠣湯、開鬱正元散、人參皂苷、天仙液等。

九、藥膳：

1、脾氣虛型：參苓白朮散 (人參 3，白朮、茯苓各 4，山藥、扁豆、蓮肉各 3，桔梗 2.5、薏苡仁 8、砂仁 2)。

2、腎陰虛型：六味地黃丸 (地黃 5、山藥 3、山茱萸 2、茯苓 3、澤瀉 2、丹皮 2)。

3、腎陽虛型：右歸丸 (熟地 5，肉桂 1.4，附子 1.4，山茱萸、山藥、枸杞子、杜仲、菟絲子各 2.8，黃精、當歸各 2)，加減法：氣虛血脫加人參、白朮。吐瀉腹痛加人參、肉豆蔻。腹痛加吳茱萸。腰膝痛加當歸、元胡。

4、脾腎陰虛型：杞菊地黃丸，加減法：口苦加黃連。虛熱加石斛。煩渴加知母、石斛。腳弱加牛膝、薏苡仁。不寐加酸棗仁。

十、結論：

　　　　　　藥保身心益壽年，彰求妙諦德遵前。

　　　　　　膳吃食物兼活動，化積功勤學佛仙。

　　　　　　養性明心超聖域，天傳一貫助收圓。

　　　　　　生長有術勤修煉，倫德遵行脫苦淵。

　　春天特色為「春行秋令」，春天養肝，夏天養心、清火，肝屬木，心屬火，若木旺就能生火，心與肝息息相關，意思是春天若能把肝養好，夏天暑熱、陽氣太盛的情況就能減緩。而春天養肝適合以補血方法，因為肝屬血，所以像是葡萄乾、龍眼乾、糯米甜糕這類補血、健脾胃的食材，都是適合春天養肝血的甜品。

　　要注意熬夜久視傷肝血，凌晨 1 ～ 3 點是養肝血時間，這時熬夜，不利肝臟新陳代謝，容易使臉色發青發白、生肝病；此外，肝開竅於目，長時間盯著螢幕、看書，眼睛缺乏休息，都會耗損肝氣。宜早睡早起，看電視、電腦、看書時，每間隔 50 分鐘，最好起身走動，轉動一下眼球。

　　心情抑鬱不利於肝。肝的生理功能在於將體內陽氣升發到五臟六腑，讓臟腑

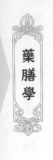

氣血順暢，思慮過度、憂愁，皆易造成肝氣鬱結，甚至影響其他臟腑。閒暇時可多去郊外，平常住家或辦公地方也可放綠色小盆栽，舒緩眼睛疲勞，減少耗肝氣。

辛辣太燥易亢進。春天冷熱不定，易影響肝臟氣血代謝。建議可多吃清淡、甘平食物如蘋果、葡萄、木瓜、草莓、枇杷、黑白木耳、紅蘿蔔、花椰菜、雞肉、魚肉等，有助脾胃，脾胃養好自然肝血足。少碰辛辣、太燥或太補食物，如辣椒胡椒、花生、炸雞、燒烤等，以免肝火亢進，易長痘痘、口乾舌燥、便秘等狀況。

久坐不動礙氣血。現代人忙碌少運動，久坐不動易導致全身氣血運行緩慢，造成循環不佳，不利脾胃，也會使肝血不足，建議每隔 50 分鐘，就起來伸展一下肢體，以免氣滯，春天可多曬太陽，並做一些緩和運動，如散步、跑步、打拳等。

重保養，早睡早起可養肝，春天最應該早睡早起，因為春天是一年中陽氣剛升起的時候，早點起床、早點睡可配合節氣運行，陽氣利用較好。

情緒平穩疏肝氣，中醫認為春不養生夏易病，「春不藏精，夏病泄瀉」意思是春天若沒有將身體調養好、將肝血養足，到了夏天就容易有腸胃疾病，以及冒痘痘、大便大不乾淨的情況。而養肝血的同時要調理脾胃、營養充足，否則在春天易因氣血不足而發生的疾病也會更好發，像是感冒、退化性關節炎、皮膚癢等。

情緒也需要調理，春夏交替時要注重養生，最忌喜怒無常、情緒不穩，因為怒會傷肝，喜則傷心，而肝和心分別對應了春天和夏天。而肝火較旺的人眼睛易有血絲，因「肝開竅於目」，可用瀉肝火、清熱的補方，例如百合、天麻、枸杞子等，可請中醫師針對體質開藥方調理。

了解四季更替對人體的影響、提早保養，可達到預防疾病的效果，如前述春天重在養肝（宜早睡），最好晚上 11 點就寢，最晚不宜超過凌晨 1 點，可早點起床（約 6、7 點），吸收陽氣。

第五章　美容藥膳

第一節　美容的概念

　　愛美是人的天性，尤其是女人，大家都希望擁有水嫩白皙無暇的肌膚。皮膚的好壞除了與先天遺傳有關外，還和全身的營養吸收狀況及外界環境（如：化學、物理、陽光等）刺激有關。

　　皮膚是人體的外表，可說是最大的防禦器官。中醫認為，五臟氣血的盛衰，直接關係到面貌的榮枯。若臟腑功能失調，精氣衰弱，反映在臉上則是黯淡無光，甚至會產生斑點及其他皮膚疾病，只有身體健康，氣血流暢，肌膚有所養而光澤柔嫩，容貌才不易衰老，鬢髮才不致早白。臨床上，可見病人陰虛則膚燥，血虛則面黃，精血不足則顏面蒼老。

　　皮膚的好壞與五臟六腑均有密切關係。現代人生活壓力大，容易緊張、發怒的人，易傷及肝系統，若肝氣鬱結，則會呈現偏黃的臉色；心火上炎會呈現潮紅的臉色；飲食失調或會憂慮的人，脾經容易損傷，運作不暢，氣血生化不足，而出現蒼白、黯淡的膚色；《黃帝內經》提及 "肺主皮毛"，肺氣足的人，皮膚就光滑滋潤有彈性，反觀若肺氣虛不足的人，則會皮膚黯淡乾燥、毛髮枯乾易斷。《千金要方》則記述 "便難之人，其面多晦"，這可由中醫理論 "肺與大腸相表裡" 來解釋，便秘會令毒素留存體內，表現在面部則是膚質晦暗，易生斑點、青春痘等；縱慾過度，腎陽虛衰會呈現黝黑的臉色。

　　女性的皮膚狀況和月經正常與否也有密切的關係，如月經週期紊亂的人通常身型或皮膚都容易有症狀，另外，服用避孕藥及懷孕的婦女，由於體內賀爾蒙的改變，皮膚也較易有斑點產生。所以，要讓皮膚變好，最基本的工作，還是要把身體調養好。關於皮膚保養，下列幾點是日常生活中需要注意的事項：

　　1. 生活作息規律，要有充足睡眠，少熬夜。

　　2. 多喝水、多吃蔬果。

　　3. 養成運動的良好習慣。

　　4. 徹底做好皮膚清潔與防曬的工作。

　　5. 重視基礎保養（如保濕），讓油水平衡才能避免臉部過油或脫皮的現象。

　　6. 不抽煙、不喝酒及少吃含咖啡因的飲料或食物。

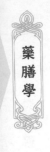

7. 避免吃容易上火的食物 (如油炸物、燒烤物)。

8. 情緒適當的紓解，保持愉悅的心情。

中醫美容特別強調整體觀，內服藥物、食物，配合外敷、按摩等方法以調和臟腑，氣血通暢，達到身體健康、延緩老化、青春永駐的目的，而在外用方面，可使用美白中藥製粉敷面 (常見有白芷、白茯苓、珍珠粉等)，加鮮奶、蛋白或蜂蜜調勻後敷臉，持之以恆，皆可達到美白、淡斑的效果，坊間有所謂的玉容散盛傳為慈禧太后的外敷美容聖方。除了外敷，要讓皮膚變得美美的，也可從滋補營血、養益精氣、排除瘀血等方面選材配成美容藥膳，使氣血調和，以潤澤肌膚，常用藥食材有黃精、海參、枸杞、薏苡仁、泥鰍、甲魚…等。

第二節　美容藥膳實例

1. 百合薏仁湯

【材料】：薏苡仁 30 克、百合 6 克、紅棗 2 ～ 3 顆。

【作法】：薏苡仁、百合、紅棗水洗淨，薏苡仁先用溫水浸泡 1 小時，百合若用乾品，建議煮之前可泡水，將上述藥材放入適量水中，先以大火煮滾後，再轉小火續煮 1 小時後關火，待降溫即可食。早晚食用，可加適量冰糖或蜂蜜調味。

【功效及應用】：補益、潤澤、養顏，可作為改善青春痘、痤瘡、雀斑等之輔助療法。

【說明】：薏苡仁能清熱利濕，百合能潤肺滋補，亦可加入牛奶更能提升該甜品的美白養顏功效，也能增加口感。

【使用注意】：虛寒體質者不宜多服；懷孕者不宜食用；若有果汁機亦可將薏仁打碎食用口感更佳。

2. 營養雞絲湯

【材料】：雞肉 100 克、雞蛋 1 個、新鮮玉米半支、米酒、鹽、水。

【作法】：雞肉洗淨汆燙後，用刀背把雞肉拍打破壞其纖維，再撕成絲，和玉米一起放入鍋內，加水，小火煮 20 分鐘，加入雞蛋汁煮至熟即可起鍋。

【功效及應用】：養顏、調中開胃，經常適量服用，可使皮膚潤澤柔軟，富有彈性。

【說明】：玉米能調中，含維生素、礦物質，而雞肉跟雞蛋含蛋白質。

【使用注意】：洗滌時可留住玉米鬚一起烹煮，玉米鬚有利水功效。

3. 薏仁蓮子甜湯

【材料】：薏仁 150 克、蓮子 50 克、枸杞 10g、冰糖 5 克、冷水 1 升。

【作法】：薏仁、蓮子、枸杞洗淨，薏仁用溫水浸泡 1 個小時，撈出瀝乾水分，鍋內加入 1 升冷水，放入薏仁，用大火煮沸，然後加入蓮子、枸杞，一起小火煮至熟透，攪拌至成稍有黏稠狀，最後加入冰糖，即可食用。

【功效及應用】：美白保濕，可改善雀斑、老年斑等。

4. 簡易養顏茶

【材料】：白茯苓 10 克、紅棗 3 ～ 4 顆、當歸 5 克、黃耆 5 克。

【作法】：將藥材加 800c.c. 熱開水沖泡，悶 20 ～ 30 分鐘，過濾後即可飲用。

【功效及應用】：淡斑美顏。

【使用注意】：大棗記得捏碎以利藥性溶解出來。

5. 山藥枸杞粥

【材料】：粳米 100 克、鮮山藥 50 克、枸杞 15 克、鹽巴少許、水 1 升。

【作法】：粳米洗淨，用冷水浸泡 1 小時後撈出來，瀝乾水分。新鮮山藥洗淨去皮，切成小塊備用，鍋內加入水，放入粳米、山藥、枸杞，用大火燒開，轉小火熬至軟爛即可，食用時加入鹽巴即可。

【功效及應用】：補血養顏、淡斑。

6. 黑木耳瘦肉湯

【材料】：乾黑木耳 1 朵、紅棗 6 克、瘦肉 100 克、米酒適量、水 800 克、鹽巴少許。

【作法】：黑木耳泡水變軟後切絲，瘦肉、紅棗洗淨，瘦肉切絲，鍋內加水放入藥食材，大火煮滾轉小火約 20 分鐘，加入鹽巴即可上桌。

【功效及應用】：美容護膚，可改善面色萎黃或黯黑者。

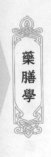
7. 紅顏酒

【材料】：胡桃仁 (泡，去皮)60 克、小紅棗 60 克、白蜜 80 克、酥油 30 克、
杏仁 (泡，去皮、尖，煮 4 ～ 5 沸，曬乾)30 克、米酒 1500 克。

【作法】：先將胡桃仁、紅棗搗碎；杏仁亦搗碎，後以蜜、酥油溶開入酒中；
隨後將 3 味藥入酒內，浸 7 天後開取。每日早、晚空腹飲用，每服
10 ～ 20 毫升。

【功效及應用】：滋補肺腎、補益脾胃、滑潤肌膚、悅澤容顏，可改善面色憔
悴、未老先衰、皮膚粗糙。

【說明】：本方出自《萬病回春》卷四，又稱「不老湯」。所主為肺腎兩虛、
脾胃不足所致的皮膚憔悴、粗糙等症，治宜補肺以潤皮毛，滋腎以
填元精，健脾以化其源。酥油是似黃油的一種乳製品，是從牛奶、
羊奶中提煉出的脂肪，酥油、白蜜皆可潤養肌膚以除皺紋。

【使用注意】：陰虛火旺，容易上火者忌服。

第三節　美白重要食品

為了達到美白的目的，可以藉由日常飲食，多攝取富含維生素 C 與維生素 E
食物。下列幾項食品可多食：

1. 白木耳：

滋補生津、潤肺養胃，主虛勞咳嗽、痰中帶血、津少口渴、病後體虛、氣短
乏力，其含有多種胺基酸、維生素 B 群、鈣、鉀、磷、蛋白質、膠質及銀耳多醣、
膳食纖維，其中多醣體可增強免疫力；膳食纖維具保健腸道的功能、降低膽固醇；
膠質可養顏美容。

2. 芝麻：

補肺氣、益肝腎、潤五臟、明耳目；含維生素 E 及 B_1、B_2、B_6、菸鹼酸、銅、
鈣被公認是抗衰老、延年益壽的食物。其中維生素 E 的抗氧化作用，可避免游離
基對細胞的破壞，阻礙色素及老人斑的形成，是滋潤肌膚的佳品；所含的脂肪酸
成分是亞麻油酸，這是一種人體不可缺少的必需脂肪酸，缺乏就會讓體內某些荷
爾蒙無法正常地製造，因為它能供給腸道需要的潤滑及刺激，可幫助通便，並且
能清除腸內的廢物，使肌膚美麗。而以中醫五行而言黑入腎所以芝麻也能幫助防

止頭髮脫落變白

【使用注意】：口乾舌燥火氣大者不宜多食

3. 核桃：

滋補肝腎、補氣養血、延緩老化；含維生素 E、C、B_1、B_2、葉酸、泛酸、菸鹼酸、鐵、鋅、銅、鎂。核桃仁中脂肪含量中主要是亞麻油酸，亞麻油酸是人體理想的肌膚美容劑，人體如果缺乏時，皮膚就會乾燥肥厚，若不飽和脂肪酸含量高，可幫乾燥粗糙的人皮膚變得比較潤澤光滑，富有彈性；還有補腎、強化骨骼、活化腦部細胞的作用，對於產後婦女體力的恢復，也有很大的幫助。

【使用注意】：腎臟病患者慎服。

4. 薏苡仁：

可利水消腫、健脾去濕、舒筋除痺、清熱排膿；含蛋白質、維生素 B_1、B_2、胺基酸。維生素 B_1、B_2 有使皮膚光滑、減少皺紋、消除色素斑點的功效，長期食用，能改善褐斑、雀斑、面皰，並滋潤肌膚。而且它能促進體內血液和水分的新陳代謝，有利尿、消水腫的作用，也被當作節食用品。而薏苡仁中含有豐富的蛋白質分解酵素，能使皮膚角質軟化，對於皮膚贅疣、粗糙不光滑者，長期服用也有療效。

【使用注意】：懷孕婦女建議暫停使用。

5. 黃瓜：

具有清熱解毒、利水消腫、淡斑祛斑的作用，含維生素 C、胡蘿蔔素，礦物質和植物膳食纖維，維生素 C 促進皮膚、毛髮代謝，膳食纖維能促進腸道對有害物質的排泄，抑制脂肪和膽固醇的吸收，坊間很多美白的化妝品和面膜中，都含有黃瓜提取物。目前，黃瓜的美白作用已廣為大眾熟知。

【使用注意】：虛寒體質者勿生食。

6. 杏仁：

可除風散寒、瀉熱解肌、潤燥消積，《食療本草》面者取用杏仁去皮後搗碎和雞蛋白調和後，夜臥塗面，早以暖清酒洗之；《本草綱目》頭面風腫。用杏仁搗成膏，調雞蛋黃塗布上，包頭面。藥乾又塗。七、八次可愈；《太平聖惠方》中變白方，用雲母粉 1 兩、甜杏仁 1 兩細研過，以黃牛乳拌蒸，可治斑點，兼去瘢痕，其中的雲母粉，是古代養生家服駐顏的要藥，它能「堅肌續絕」、「悅澤

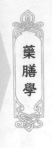

不老」，而維生素 E 可以抗氧化、抗老化，其含量占堅果類之冠。

【使用注意】：杏仁分為南北杏，通常入藥者為北杏，而南杏多為食品所用。

7. 補肺食物：

首選白色者，因為中醫認為「白色入肺」，及所謂「肺主皮毛」如白茯苓、白芷、山藥等。除此之外，還有許多清肺補肺食物，如白木耳、百合、鮮藕、豬肺、海蜇、柿餅、枇杷、荸薺、無花果等。又有云「過悲傷肺」、「過怒傷肝」，也要注意日常情緒的控制。

第四節　花草茶養身美容

花草茶 (Herb Tea) 是取植物的根、莖、葉、花、果或種子，甚至取全草乾燥後，配伍製成的飲品，通常帶有獨特的口感與芳香氣味，不同植物有不同的保健特性，如鎮靜、提神、活血、健胃、美白、感冒舒緩、舒解疼痛等，長期飲用可延緩細胞老化、美化肌膚，是天然的養身飲品。花草茶常用材料之保健功效，分類如下：

	保健功效	常用材料
1	美白淡斑	玫瑰、茉莉、菩提、金盞花、紫羅蘭等
2	潤膚補血	玫瑰、金盞花、洋甘菊、檸檬草等
3	安撫情緒	茉莉、檸檬草、鼠尾草、香蜂草、薰衣草等
4	舒解感冒	菩提、鼠尾草、金盞花、洋甘菊、薰衣草等
5	提神解勞	薄荷、迷迭香等
6	安神助眠	菩提、茉莉、薰衣草、金盞花等
7	消除脹氣	薄荷、洋甘菊、迷迭香、香蜂草等
8	幫助消化	薄荷、馬鞭草、迷迭香等
9	減脂去油	菩提、馬鞭草、檸檬草等
10	抗老去紋	玫瑰、洋甘菊、迷迭香等
11	豐胸飽滿	粉紅玫瑰、迷迭香等
12	改善肌膚出油	迷迭香等
13	排毒、促進代謝	薰衣草、洋甘菊、紫羅蘭等

第六章　瘦身藥膳

第一節　中藥減肥

　　減重藥膳乃利用中醫理論考量肥胖的原因，並利用中藥改善肥胖體質之策略。根據統計有百分之四十二的人覺得自己過胖，減肥比較容易成功的方式最好是針灸、飲食、運動並進。多數婦女的心腹大患是產後腹部贅肉太多，此乃因腹部細胞變大、拉長、彈性纖維斷裂所致，若能於懷孕時作適當護理，如用支撐性腹帶，塗抹局部藥霜，將能減少腹部贅肉的問題。

　　引起肥胖的原因，一部份可能是由於內分泌紊亂或其他疾病所引起，但大多數人屬於單純性肥胖，又稱為營養性肥胖，即吃的多，消耗少造成的。預防方法如控制飲食，曾有內分泌專家認為，人在飢餓前吃東西是減肥的最好方法；堅持鍛鍊，運動能幫助消耗體內脂肪和糖；藥膳療法，中醫認為"肥人多痰"，"胖人多氣虛"，所以治療肥胖症多從化痰除濕，健脾益氣著手，這對代謝和內分泌紊亂所造成的肥胖有一定的作用。

一般常見的減肥方式：

　　1. 運動減肥：需堅持且使用正確鍛鍊，運動能幫助消耗體內脂肪和糖。

　　2. 節食減肥：需小心不當易傷害到胃腸。

　　3. 減肥藥物：副作用最大，必須謹慎。

　　4. 食譜減肥：最安全的一種控制飲食。

　　5. 外科手術：包括截腸、切腸、胃間隔法及抽脂減肥。

　　6. 中醫藥：如以中藥滲濕法、利尿法、或針灸方式減肥法。

肥胖症的飲食原則：

　　需均衡攝取六大類食物，如奶類、魚肉蛋類、五穀類、蔬菜類、水果類及油脂類等不可偏食。選擇低熱量食物，多利用蒸、煮、滷、涼拌等無油烹調法調理食物。每餐採定食定量三餐正常，建議用餐時先喝無油湯再進食，改變進餐順序，並且細嚼慢嚥，儘量將進食時間延長至30分鐘以上，將1天的進食量分成3等份，在睡前那一餐視為晚餐，選擇易消化且清淡的食物，就不易發胖。記得少量多喝白開水有助於排除體內的廢物。坊間通常有人會用茶飲來改善，但有的減肥茶容

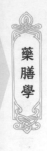

易腹瀉，使食慾減低，值得留意的是拉肚子減肥法一開始可能奏效，但因頑固型脂肪體質多半偏虛，長期飲用下來可能會讓體質更加虛弱，將身體搞壞，因此，若要使用減肥茶輔助瘦身，也要選擇適合體質的茶方 (此部分建議可向醫師或藥師諮詢以確保安全)。

第二節　現代瘦身概念

　　根據醫學期刊《刺胳針》(The Lancet) 於西元 2014 年所發表的《全球疾病負擔》研究報告指出，全球人口有將近 1/3 的成人及 1/4 的孩童處於過重或肥胖。隨著國民生活水準提高，經濟富裕，臺灣肥胖的人口愈來愈多。以「亞太肥胖指數」為基準，計算國人的 BMI 值 (Body Mass Index，身體質量指數)，臺灣的肥胖人口已從 20 年前的 12% 提高到最近的 47%，換言之，全台有將近 1/4 的人口，達到肥胖標準，而約有 1/2 的成人體重過重，近期也發現國內兒童只長胖不長高，肥胖增加幅度驚人，實在令人擔憂。

　　許多人在實行減肥計畫，但每次減肥後都容易復胖。所以如何維持身材儼然已成為普遍的全民運動。而世界衛生組織在 1997 年已將肥胖 (obesity) 列入流行性疾病。代表肥胖不只影響一個人的美觀，還會引起很多合併症，如：高血壓、心臟病及糖尿病，所以維持體態正常不僅是為了美觀也是為了健康著想。

※ 自己是否屬於肥胖體型有下列試算表：

成人體態定義	※BMI= $\dfrac{體重 (公斤)}{身高^2 (公尺^2)}$		
體重過輕	BMI < 18.5		
健康正常體位	18.5 ≦ BMI < 24		
體位異常	24 ≦ BMI < 27	過重	腰圍（公分） 男性：≧ 90 公分 女性：≧ 80 公分
	27 ≦ BMI < 30	輕度肥胖	
	30 ≦ BMI < 35	中度肥胖	
	BMI ≧ 35	重度肥胖	

※ 資料來源：行政院衛生署國民健康局

※ 每日需要多少熱量？

根據每日活動量及為了調整體重至健康體重，可計算每日建議攝取熱量。

每天 活動量	體重過輕者 所需熱量	體重正常者 所需熱量	體重過重、肥胖者 所需熱量
輕度 工作	35 大卡 × 目前體重（公斤）	30 大卡 × 目前體重（公斤）	20～25 大卡 × 目前體重（公斤）
中度 工作	40 大卡 × 目前體重（公斤）	35 大卡 × 目前體重（公斤）	30 大卡 × 目前體重（公斤）
重度 工作	45 大卡 × 目前體重（公斤）	40 大卡 × 目前體重（公斤）	35 大卡 × 目前體重（公斤）

活動量表

每天 活動量	活動種類
輕度 工作	大部分從事靜態或坐著的工作。例如：家庭主婦、坐辦公室的上班族、售貨員等。
中度 工作	從事機械操作、接待或家事等站立活動較多的工作。例如：褓母、護士、服務生等。
重度 工作	從事農耕、漁業、建築等的重度使用體力之工作。例如：運動員、搬家工人等。

舉例：

　　1.計算 BMI：王小姐為上班族其身高 162.5 公分，體重 50.1 公斤，BMI=18.97kg/m² 體態屬於「健康正常」。

　　計算所需熱量：因她的工作屬性為輕度工作，每天攝取熱量應在 1503 大卡

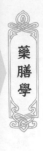
藥膳學

第三節　瘦身藥膳實例

1. 薏苡仁甜湯

【材料】：薏苡仁 1 兩，冰糖適量。

【作法】：將薏苡仁洗淨，置於陶鍋內，加水適量，大火煮滾後，再用文火熬煮一小時 (記得要稍許攪拌)。待薏苡仁熟爛後加入冰糖即成。

【功效】：健脾除濕、利水消腫。

【使用注意】：虛寒體質者不宜多服、懷孕者不宜食用。

2. 生薑冬瓜粥

【材料】：新鮮冬瓜含皮 100 克、粳米 100 克、生薑 10 克。

【作法】：將冬瓜用刀刮後洗淨冬瓜子一起保留，切成小塊，跟粳米、生薑一起置於陶鍋內，一起煮成粥即可 (不要放鹽)。每天可食用兩回。

【功效】：溫胃、利尿消腫、幫助排便。

【使用注意】：冬瓜性冷若身體偏寒者，晚上儘量少食。

3. 鯉魚湯 (《飲膳正要》)

【材料】：蓽拔 5 克、鯉魚一尾、川椒 15 克、生薑 5 片、香菜適量、米酒、蔥、醋適量。

【作法】：將鯉魚去鱗及鰭，去除內臟後洗淨，切成小塊；薑、蔥洗淨，拍碎待用。把蓽拔、鯉魚、蔥、薑、米酒放入鍋內，加水適量、置鍋子上大火煮開，轉小火燉煮約 40 分鐘，最後加入香菜及適量米酒、蔥、醋，待香菜熟即可起鍋。

【功效】：下水氣、利水消腫而瘦身。

【使用注意】：此道藥膳主要為喝魚湯精華，雖肉可食但鯉魚刺多，請小心食用。

4. 荷葉粥

【材料】：用鮮荷葉 1 片、粳米 100 克、冰糖少許。

【作法】：將米洗淨，加水煮粥，再將鮮茶葉洗淨覆蓋，燜約 15 分鐘，掀開荷葉，粥成淡綠色，續煮片刻即可起鍋前加入少量冰糖拌勻即可關火，隨時可服。

【功效】：清暑、生津、止渴、降脂瘦身。

【使用注意】：排便偏軟者斟酌食用量。

5. 雙豆利水湯

　　【材料】：綠豆 100 克，赤小豆、薏苡仁各 50 克。

　　【作法】：將上述材料放入鍋內，先洗淨後，加入 1000c.c. 水量，浸泡 1 小時，電鍋外鍋放二杯水下去蒸煮，至外鍋跳起續悶 10 分鐘，即可食用。（亦可使用悶燒鍋操作）

　　【功用】：健脾利水、適用於水腫型肥胖症。

　　【使用注意】：腸胃弱者建議服用湯汁即可，孕婦不適合。

6. 薺菜拌豆腐

　　【材料】：薺菜 250 克、豆腐 100 克、醬油 1T、香油少許、薑 5 克。

　　【作法】：將豆腐切成小塊，用開水略燙，撈出盛在盤內；薺菜、薑用水汆燙一下，涼後都切成細末拌勻，撒在豆腐上，淋上醬油香油即可食。

　　【功用】：涼肝止血、利濕熱通淋、幫助排便。

　　【使用注意】：此道菜偏涼，薑末使用量可視體質做增減。

7. 山楂烏梅汁

　　【材料】：山楂 30 克、烏梅 15 克、冰糖少量。

　　【作法】：上述材料洗淨，加水 1000c.c. 一起熬煮約 20 分鐘後，加入冰糖攪拌關火，待涼即可飲用。

　　【功用】：健脾胃、消食積，適用於食物停滯不消化。

　　【使用注意】：此方會去油解膩建議飯後服用，胃不適者不建議服用。

8. 除濕消脂茶

　　【材料】：山楂、炒決明子、烏梅各 3 錢，薏苡仁 1 兩。

　　【作法】：將所有材料加水 1000c.c.，浸泡 30 分鐘後，大火煮滾轉為小火，燉煮 1 小時即可關火。

　　【功效】：利水消脂、潤腸通便、可降低膽固醇。

　　【使用注意】：此方會去油解膩建議飯後服用，孕婦不建議服用。

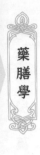

9. 黑豆利水茶

【材料】：黑豆、茯苓、薏苡仁各 5 錢。

【作法】：建議將上述藥材打碎後用過濾袋包好，加上約 800c.c. 的水，用大火煮滾後，轉中小火再熬 30 分鐘，即可關火。

【功效】：益氣健脾胃、利水滲濕，可促進體內水分代謝。

【使用注意】：若有痛風病史者請酌量服用。

10. 消脹茶

【材料】：枳實、厚朴、陳皮、澤瀉各 2 錢，冰糖少許。

【作法】：將上述藥材打碎裝過濾袋，加上 800c.c. 的水，用大火煮沸之後，轉小火再煮 10 分鐘關火，加入冰糖悶一下後即可。

【功效】：理氣健脾、幫助腸胃蠕動、治療便秘，亦可改善脾濕引起的虛胖。

【使用注意】：可用矯味劑，並依個人口感調整。

11. 花草去膩茶

【料材】：玫瑰花、洛神花各 2 錢，甜菊葉少許。

【作法】：將上述藥材過水洗淨，加上 800c.c. 的水，用大火煮沸之後，轉中小火再煮 15 分鐘，即完成。

【功效】：理氣平肝、降膽固醇、消水腫。

【使用注意】：玫瑰花性味雖為甘溫，但對多數人有瀉肚作用，若屬偏寒體質或腸胃敏感者不宜多服。

12. 紅燜蘿蔔海帶

【材料】：海帶、蘿蔔各 300 克，丁香、大茴香、桂皮、花椒、核桃仁、香油、醬油適量。

【作法】：將海帶用水浸泡 1 天 1 夜 (中間換 2 次水)，然後洗淨切成絲、蘿蔔亦切成粗絲。將香油燒熱，加海帶絲炒幾下，放入丁香、大茴香、桂皮、花椒、核桃仁、醬油及清水燒開，改中大火加入蘿蔔絲跟海帶燜熟即可食用。

【功效】：利水消氣、減肥。

【使用注意】：甲狀腺亢進患者不適合服用。

第七章　婦女保健藥膳

婦科保健藥膳乃介紹婦科的疾病（如痛經及更年期等），及如何利用日常藥膳達到預防與保健之效果。

第一節　女性保健藥膳

《黃帝內經素問·上古天真論》：“女子七歲，腎氣盛，齒更發長。二七而天癸至，任脈通，太沖脈盛，月事以時下，故有子。……丈夫八歲，腎氣實，發長齒更。二八腎氣盛，天癸至，精氣溢瀉，陰陽和，故能有子。；三七腎氣平均，故真牙生而長極；四七筋骨堅，髮長極，身體盛壯。……七七任脈虛，太沖脈衰少，天癸竭，地道不通，故形壞而無子也。”由此可知，女性的生理結構成長發育到衰退過程實與腎氣、天癸、沖任、臟腑、氣血緊密相關。而以現代醫學觀點而言，婦女人成長的生理特點主要分為月經、妊娠、生產、哺乳等過程，而以中醫論點，上述情形實與氣、血、精有關係密切。

月經的主要成分是血，當血海充盈，由滿而溢，則月事以時下；懷孕以後，則賴血聚以養胎；分娩時血氣充足，則生產順利，且生產時難免要耗傷陰血，之後又有血下為惡露排出；哺乳時則氣血上化為乳汁，使之可以泌乳。所以如何把氣、血、精調養好，實為一重要課題。因此中醫在婦科的調理及疾病除了正確的治療、照護外，還會講究正確的飲食調養，以輔助治療，促進健康。而歷代醫家均重視婦科病證的飲食調補，中國最早的醫典書籍《黃帝內經》記載“四烏鰂骨一蘆茹丸”，二藥配伍以雀卵、鮑魚汁治療血枯經閉、止血固經。烏鰂骨，即烏賊骨，又名海螵蛸。蘆茹即今之茜草，為婦科藥膳之創首方；漢張仲景《金匱要略》的”當歸生薑羊肉湯”可治療婦女氣血虛弱，腹部寒痛、產後血虛乳少、惡露不止；張仲景《傷寒雜病論》的”甘麥大棗湯”可養心寧神，潤燥緩急，治婦人肝氣鬱滯，悲傷欲哭之臟躁證；唐孫思邈的《備急千金要方》中”鯉魚湯”可治療妊娠腹大胎間有水氣；”豬腎湯”治產後虛羸，喘乏，忽寒忽熱，如瘧狀。明《普濟方》”烏雞白鳳丸”可補氣養血，調經止帶。上述諸方都是流傳千古的婦科名方，同時又是婦科飲食調補的名方。這些方劑說明瞭婦科症狀的飲食調理，需要結合婦女的生理、病理特點外，也重視補腎益精養氣血的配伍。

中醫婦科分為經、帶、胎、產、雜五大類，如：「經」是指月經方面的疾病，

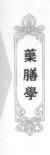

包括痛經、月經週期不正常、經前症候群、或子宮內膜異位症等；「帶」包括陰部分泌物明顯增多是否伴隨顏色氣味異常；搔癢、陰道炎、慢性骨盆腔炎等；「胎」是指與妊娠有關或在懷孕期間的相關病症，如：孕前調整體質、不孕症、妊娠嘔吐等；「產」是指在產後所發生與分娩相關的病症，如：惡露過多、乳汁不足、乳腺炎、產後憂鬱等。有些婦科「雜」病，如：貧血、更年期症候群等，都屬於中醫婦科的範圍。

第二節　女人的養生保健

　　遠古時代，女性單純被賦予是負責孕育生命的角色，但隨著時代的變遷，女性因不同環境須扮演不同的角色，家庭與職場兩者皆兼顧的情況下，正所謂蠟燭兩頭燒，身心因此須承受壓力耐力的考驗，所以無論是職業婦女或家庭主婦，都應該要先照顧好自己的身心健康，這樣才能有足夠能力照顧家人及應付職場上的工作競爭，在此根據女性生理發育成長的各個階段，提出保健常識及調養藥膳，希望大家均能養生 DIY，讓自己保持健康快樂有自信。

婦科常見病症有痛經、閉經、崩漏、帶下等，相關敘述如下：

　　痛經是指月經來潮或前後出現下腹疼痛為主症。痛經的發生多數在經前的一、二天或月經來潮的第一天開始，會於月經來後逐漸減輕至消失，這種情形為痛經最常見。也有發生於經期間開始持續至月經乾淨時或月經週期將結束後才疼痛，往往伴有其他症狀如乳房脹或脹痛、噁心、嘔吐、腰酸，甚至會下腹絞痛，並隨著月經的週期持續發作，嚴重者會影響到日常生活或學習、工作，如在月經將至或行經期間僅感覺下腹都輕微的脹痛不適，這是常有的現象不屬病徵。痛經是一種自覺症狀，如《沈氏女科輯要箋正》中解釋痛經說：經前腹痛，無非厥陽氣滯，絡脈不疏……。痛經是指月經前後感到腹痛、腰痛者，甚者劇痛難忍，且月經過後，自然消失，不屬於疾病範疇。而痛經可分為原發性痛經與繼發性痛經兩種：

　　1.原發性痛經：以未婚女性的居多，多數在月經初潮後不久即開始出現，在結婚或生育後減輕或消失。在盆腔內找不到明顯局部病變，誘因是：子宮痙攣、子宮發育不全、子宮內膜成塊脫落、精神因素等原因引起。

　　2.繼發性經痛：以已婚婦女為多見。本症既往無痛經史，多發生於月經開始多年後，往往有明顯的盆腔器質性病變，如盆腔炎、子宮肌瘤或瘜肉，子宮內膜

異位等原因所引起，皆應積極治療其原發性疾病。經期腹痛應為痛經的一種，必須觀察其屬寒熱虛實或虛實夾雜，辨症詳明，才能正確開立處方，治療有效果。痛經主要是由於氣血運行不暢所致，氣為血帥、血隨氣行，氣行則血行，通則不痛，一般以經前經行痛者屬「實證」，經後仍會悶悶作痛者或經後才開始痛者屬「虛證」；喜按屬虛、拒按屬實；得熱則疼痛減輕屬寒，得熱則痛加劇屬熱；腹痛且脹為氣滯、腹痛屬一陣性，瘀排出則疼痛減輕為血瘀；脹氣大於痛感屬氣滯而反之痛感大於脹氣屬血瘀；刺痛屬熱、絞痛、冷痛、屬寒，而悶悶作痛屬虛，但這些都並非是絕對，臨床上往往是虛實夾雜的。

一、氣滯血瘀型痛經

平時過度勞累，劇烈運動或嗜食酸澀以及精神緊張以致氣滯血瘀、肝氣鬱結、使氣不能運血、致經血滯於胞中而作痛。可用方例如下：

1. 桃紅四物湯

【組成】：當歸、川芎、白芍、桃仁、紅花、熟地。

【功效】：熟地、當歸、白芍能補養陰血；川芎能活血行滯、暢通氣血；桃仁能活血去瘀；紅花能活血通經、去瘀止痛。

2. 艾附四湯

【組成】：當歸、川芎、赤芍、艾葉、香附。

【功效】：當歸、川芎、赤芍能活血化瘀；艾葉能溫經散寒；香附能理氣止痛。

二、寒濕凝滯痛經

經期涉水、淋雨、游泳、坐臥濕地、飲食生冷等因，寒濕客於胞宮，經血為寒濕所凝，運行下暢而作痛。可用方例如下：

1. 四物湯加味

【組成】：四物湯加白朮、茯苓、艾葉、香附。

【功效】：四物湯能調經、活血；白朮能溫寒濕之氣；茯苓能滲濕和氣；艾葉能溫宮寒；香附能理氣止疼；而全方有溫經散寒、健脾化濕之功。

三、氣血虛弱痛經

面色蒼白、語言低微、身倦乏力、食慾減退、月經量少、色淡質稀、舌淡、

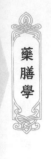

苔薄，經行至經後小腹綿綿作痛，且有下墜感，腹疼偏於一側或兩側，喜按痛減，肝脾血虛則經水色淡質清，齒痕，腎虛則腰痛酸軟。可用方例如下：

1. 八珍湯～補益氣血的代表方劑

【組成】：四物湯加四君子湯。

【功效】：當歸、川芎、白芍能養血活血；黨參、茯苓能補氣健脾。

2. 八珍益母湯

【組成】：四物湯加四君子湯、香附、益母草。

【功效】：香附能理氣止痛；益母草能活血；全方有調經養血、活血、補氣、健脾之功。

以上皆屬有效治療經痛方劑。以下再針對婦科常見病症(痛經、閉經、崩漏、帶下)之病因及治法加強敘述：

1. 痛經

『病因』：氣血失調、血行受阻。

『治療方法』：肝鬱氣滯～疏肝解鬱；薤白粥，陳皮雞。

　　　　　　　寒濕凝聚～溫經散寒；生薑當歸羊肉湯，椒薑羊肉湯。

　　　　　　　熱邪鬱結～清熱解鬱；赤豆鯽魚，大小薊汁，桃仁粥。

　　　　　　　氣血兩虛～補益氣血；十全大補湯，當歸補血湯。

2. 閉經

『病因』：血脈失通。

『治療方法』：氣血不足～補益氣血；黃耆粥，當歸黃耆燉雞。

　　　　　　　腎虛～補益下焦；枸杞肉絲，地黃雞。

　　　　　　　寒凝～溫經散寒；生薑當歸羊肉湯，椒薑羊肉湯。

　　　　　　　氣滯～疏肝理氣；大麥粥，陳皮雞。

　　　　　　　血瘀～活血化瘀；桃仁粥。

3. 崩漏

『病因』：婦女不在行經期陰道出血，或大量出血或淋漓而下。

『治療方法』：脾虛～益脾攝血；黃耆粥，人參粥。

　　　　　　腎虛～補腎固沖；芡實粥，韭菜粥。

　　　　　　血熱～涼血安沖；生地黃粥，馬齒莧飲，鮮藕汁。

　　　　　　血瘀～化瘀調經；桃仁粥。

4. 帶下

　　『病因』：與濕邪有關，但有寒熱虛實之分。帶下清稀，多屬寒虛；帶下稠濁，多屬濕熱。

　　『治療方法』：虛寒帶下～健脾除濕；茯苓包子，薏苡粥，車前粥。

　　　　　　　　濕熱帶下～清熱利濕；馬齒莧粥，赤小豆粥。

關於月經週期之保健與藥膳，分述如下：

一、保健之道：

1. 儘量避免過度運動或勞累，以防經血過多，或經期提前。

2. 飲食宜少吃生冷、辛辣油炸刺激食物，多飲溫水。

3. 避免用冷水洗澡、洗頭，禁止盆浴。

4. 保持外陰部清潔，勤換衛生棉。

5. 減少情緒波動，保持開朗心情，不熬夜。

二、藥膳：

1. 養生四物雞湯

　　【材料】：烏骨雞半隻，川芎、白芍、當歸各 2 錢，黨參、熟地各 3 錢。

　　【功效】：益氣補血、調理經期；適用氣血兩虛、手腳冰冷、經痛不適。

　　【建議】：於月經結束後開始服用 3～5 劑。

2. 滋陰補血排骨湯

　　【材料】：排骨 1 支，當歸、白芍、生地、知母各 3 錢、紅棗 5 枚。

　　【功效】：補血滋陰；適用月經不順、夜晚流汗、口乾舌燥、大便乾結。

　　【建議】：月經結束後開始服用 3～5 劑。

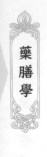

3. 艾葉紅糖生薑湯

【材料】：艾葉 3 錢、生薑 3 片、紅糖適量。

【功效】：暖胃溫經、益氣補血、活血化瘀、散寒止痛；適於寒性痛經。

【建議】：月經將至前 3 天，開始服用 3 ～ 5 劑。

第三節　更年期婦女之藥膳保健

更年期綜合病徵是因卵巢功能衰退，引起內分泌及神經系統功能紊亂，而形成一系列症狀的綜合病徵；常見症狀有精神及自律神經症狀（憂慮、失眠、煩躁易怒、記憶力減退等）、血管舒縮綜合症（面潮紅及身體潮熱、出汗心悸、眩暈等）、月經紊亂、生殖器萎縮、尿道萎縮性變化、皮膚毛髮變化、骨質疏鬆症及心血管疾病（更年期高血壓、心悸、心律不整等）。

一、保健之道：

瞭解並接受更年期的來臨，養成規律的生活習慣，定期婦科健康檢查，適當補充綜合維他命，但有下列病史或家族史者需慎用雌激素，如子宮肌瘤、心衰竭、高血壓、糖尿病及肝腎疾病或有子宮內膜癌及乳腺癌之家族史者。

而更年期症狀有上百種，常見如：(1) 頭暈、耳鳴、潮熱、盜汗、失眠、煩躁易怒；(2) 下肢浮腫；(3) 月經亂、情緒低落等。而產生原因是面臨停經前，體內荷爾蒙之調節不平衡，導致生理變化導致身體產生適應不良而影響到生活品質，而中國醫學乃云，女性在停經前後腎氣漸衰沖任二脈益弱，生殖能力降低或消失，而使陰陽失去平衡，臟肺氣血不協調所致。

二、藥膳飲食材料選擇原則：

以調節陰陽，平衡臟腑氣血為主，同時也要注意精神上之調適。食膳原則：

1. 熱量控制：更年期後，由於活動減少，基礎代謝率降低，少吃太油或脂肪之食物。

2. 多攝食高蛋白質食品：動物性，像各種肉類；植物性，像大豆、花生等。

3. 少吃糖，多吃高纖維食物以及深綠色之蔬果，以防便秘及補充維他命 A、E 等，減少鹽分攝取，多補充鈣、維他命 D 及鋅等。

4. 烹煮方法：食物多以清淡為主。宜用蒸、煮，減少使用煎、烤、炸，慎用辛辣添加料。

三、藥膳食譜介紹：

1. 枸杞炒鮮筍

【材料】：枸杞 30 克，綠竹筍 1 支，綠色花椰菜、香菇各 10 朵，里肌肉 200 克，太白粉、醬油、香油、鹽。

【作法】：里肌肉洗淨切片，香菇洗淨後加少許水泡軟後切成小片，加入醬油、香油及太白粉，拌勻備用；綠竹筍洗淨去殼切片；綠花椰菜切開成小朵，洗淨後，泡於鹽水中 5 分鐘，熱水氽燙後備用；鍋中加油放入香菇炒香後加入枸杞略炒後，放入肉片炒至肉片變色後續加入筍子及花椰菜，最後加入適量之鹽巴炒勻後，即可上桌食用。

【功效】：枸杞可滋肝益腎、含豐富維生素 A；香菇含有多醣類，可增加免疫力，配合高纖維筍及含維他命豐富之花椰菜，可說是一道含豐富維生素 A 及纖維質且能滋陰明目，適合頭暈、耳鳴、燥熱、眼力下降者。

2. 酸棗仁百合排骨湯

【材料】：炒酸棗仁 10 克、百合 20 克、小排 150 克、少許油。

【作法】：百合洗淨用水浸泡 10 分鐘，酸棗仁打碎用過濾袋包，排骨洗淨，去血水，將全部材料加入電鍋內鍋後，再加入 5 碗水，外鍋加入 1 杯水，煮至開關跳起，即可食用。

【功效】：屬於清心、滋陰、安神藥膳。百合可清心安神、益智化痰；酸棗仁可養心安神；排骨肉含有蛋白質及鐵質。適合虛火、口乾、煩躁、熱潮者。

3. 美膚銀耳湯

【材料】：銀耳 30 克、百合 20 克、大棗 5 粒、冰糖適量。

【作法】：銀耳、百合、大棗洗淨，銀耳泡於水中 10 分鐘，使其膨脹，用去除蒂頭後，加兩杯水放入果汁機瞬間打碎。將打碎之銀耳、捏破的大棗及百合一起放入燉鍋中，先用大火煮沸後，改用小火燉煮至百合熟爛，最後加入冰糖拌勻關火，即可上桌食用。冬天可吃熱食，夏天放入冰箱作為冷飲，冰涼可口。

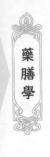

【功效】：銀耳有「平民燕窩」稱號，中醫云肺主皮毛，亦可用於過敏咳嗽上，可生津止咳、寧心安神、滋陰養胃之作用。

4. 黑豆養生粥

【材料】：茯苓、薏仁、黑大豆各 20 克、米半杯、冰糖適量。

【作法】：將茯苓、薏仁、黑大豆打成粉後加入米煮成粥後，加入適量之冰糖即可上桌食用 (亦可加少量鹽成鹹粥)。

【功效】：黑大豆補腎，含豐富之鈣質、纖維質及蛋白質；茯苓滋脾健胃，利水滲濕，並含豐富維他命 D 之前驅物；薏仁利水、止痛、防癌。本食膳含豐富之蛋白質、纖維質，預防骨質疏鬆之維他命 D 及鈣質，配合米之 " 補中益氣 " 是更年期婦女最佳之補氣腎骨之最佳膳食，但亦需配合在陽光下多運動。

5. 清蒸枸杞甲魚

【材料】：女貞子、地骨皮各 3 錢，枸杞 5 錢，甲魚 1 隻，蔥、薑及米酒適量。

【作法】：將所有材料與甲魚一同放入鍋內，隔水清蒸熟後即可食用。

【功效】：適用腰酸頭暈、煩躁不安、潮熱盜汗、全身莫名發熱。

6. 薑絲羊肉湯

【材料】：生薑、淫羊藿各 3 錢，羊肉，米酒及適量鹽巴。

【作法】：將所有材料洗淨，生薑拍碎，將所有藥食材放入鍋內加適量水，電鍋蒸熟後，加入少量鹽巴，即可飲湯吃肉。

【功效】：適用精神萎靡，怕寒喜溫暖，腰部冷痛，大便較軟，小便量多者。

7. 甘麥大棗湯

【材料】：炙甘草 2 錢、紅棗 1 兩、浮小麥 5 錢。

【作法】：水煎代茶飲。

【功效】：適用心悸胸悶，失眠多夢，情志失常等屬心血不足者。

8. 其他相關藥膳補充：

月經頻繁，經血量過多，臉色蒼白，頭暈眼花，全身乏力～十全大補湯，當歸黃耆雞，紅糖燉白木耳。

浮腫，高血壓，頭昏心慌，失眠～天麻魚頭，芹菜肉絲。

血膽固醇增高，併有動脈硬化現象～清蒸鱔魚，菊花肉片。

第四節　可讓女性變年輕的食物（材）

1. **牛奶**：喝一杯 240 毫升的脫脂或低脂牛奶，即能吸收到 300 毫克的鈣質。鈣質能強健骨骼和牙齒，也能舒緩經前症候群。除了鈣質，牛奶中還含有豐富的蛋白質、維生素 A、D、B_{12}、核黃素和菸鹼酸等。有乳糖不耐症的媽媽，可用少量多次的方式，隨餐飲用牛奶，增加體內乳糖酵素的活性，或改喝低乳糖牛奶。

2. **花椰菜**：富含維生素 A、C，礦物質鉀、鈣、硒等，β 胡蘿蔔素及纖維素，多吃可以增強抵抗力，減少罹患心血管疾病及數種癌症的機率。

3. **香蕉**：雖然一根香蕉大概有 120 卡，卻是維生素 B_6、C 和纖維質的良好來源，豐富的鉀也有助於調節血壓。香蕉含有的生物鹼能振奮精神，很適合當點心，補充熱量。

4. **柳橙**：新鮮的柳橙可以攝取到維生素 C，而維生素 C 是重要的抗氧化物，能消除自由基，強化免疫功能，利於鐵質吸收。柳橙富含鉀及葉酸，葉酸對育齡婦女相當重要，可以預防畸胎和直腸癌。

5. **花生**：堅果類中的花生，富含蛋白質、纖維、鋅和維生素 E，也是維生素 B_1、菸鹼酸、葉酸的良好來源，其所含的單元不飽和脂肪酸，可以增加血液中好的膽固醇 (HDL)，降低壞的膽固醇 (LDL)，保護心血管。

6. **地瓜**：地瓜富含鉀、纖維、維生素 C，還有重要的抗氧化物質 β 胡蘿蔔素，有益皮膚健康。用番薯代替飯，可以增加纖維質的攝取。

7. **鮭魚**：深海魚中的 omega-3 脂肪酸，可以降低血液中壞的膽固醇，保護心血管，一周吃一到兩次鮭魚可以預防心臟病，滋養免疫系統。omega-3 脂肪酸還可以增加安定性的前列腺素，有助於平穩心情。芬蘭的研究指出，一周至少吃一次以上魚的人，罹患憂鬱症的機率較低。如果處於懷孕或哺乳期，鮭魚中的脂肪酸還能幫助胎兒大腦和神經系統的發育。

8. **紅肉**：有哺乳的媽媽們要特別注意鐵質攝取，尤其在生完小孩後兩年內，鐵

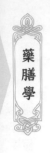

質容易不足，可能導致貧血。紅肉中的鐵質以血紅素狀態存在，身體的吸收率較高。最好選擇腰部及四周飽和脂肪較少的部位（如瘦肉），一天不超過一份（約55公克），相當於一個巴掌大。

9. 蛋：對於勞心勞力的媽媽們，蛋所提供的蛋白質，不但品質佳，而且容易被人體利用，對肌肉組織生長和修復十分重要。蛋也是維生素 D 的良好來源，可以幫助鈣質吸收。蛋黃的膽固醇較高，對於健康的人來說，一天一個蛋不算過量，如果醫師建議需要節制膽固醇，則每週不要吃超過 2 ～ 4 個蛋黃。

10. 番茄：番茄中的抗氧化成分茄紅素，已被證實能減少動脈阻塞，降低罹患心血管疾病的機會，而經過加熱煮熟成番茄醬後，更能提高茄紅素的抗氧化效果。

11. 豆類：也許不起眼，豆類卻是蛋白質、鐵、纖維良好來源，脂肪含量低，有助於降低膽固醇，並含有葉酸、鉀、鋅等，營養價值很高。豆類皮中的黃酮類化合物，是相當有力的抗氧化物，研究指出，多吃豆類能降低罹患子宮頸癌的危險。豌豆、四季豆、菜豆當蔬菜吃，紅、綠豆煮成五穀飯，黃豆、黑豆可以打成豆漿，讓豆類常在您的食物清單上。

第五節　懷孕期暨產後護理藥膳

現代人常因壓力過大導致不孕，而為此求診治療不孕人數也是逐年增加，不管從初期懷孕到順利生產，甚至是如何做好月子都成為一門重要課題。如孕育過程基本概念：

一、懷孕前保健：

宜婚前健康檢查，且無不良嗜好。

二、妊娠保健：

1. 定期產前檢查。

2. 若有不舒服，請在醫師指導下合理用藥。

3. 不需刻意進補，必要時可找中醫師使用安全的中藥安胎。

4. 保持愉快心情，不過勞累。

三、產後保健（坐月子）中醫護理：

1. 保持良好衛生習慣，避免子宮感染。

2. 培養正確哺育知識，以順利餵奶，而正確的乳房護理，減少乳腺炎的發生。

3. 適時臥床休息，但勿一直保持仰臥位，以免引起子宮後傾。

4. 避免外出受涼及接觸冷水。

5. 儘早開始產後體操，7 天後可開始腹肌提肛肌運動，有利於腹部及子宮的收縮；但切勿久站、久蹲或提重物，以免子宮脫垂。

☆產後提肛運動：解淨小便→提肛→縮小腹。每回做 20 ～ 30 次，每天 3 ～ 4 回。

6. 促進惡露排淨，適時適量服用生化湯：

①自然生產：產後 24 小時，若無特殊出血，則可開始服用，約服 7 劑。

②剖腹生產：出院後或已無服子宮收縮劑，則可開始服用，約服 5 ～ 7 劑。

③加味生化湯：川芎、炮薑各 1 錢，炙甘草 1.5 錢，當歸、桃仁、益母草各 3 錢。

而產後藥膳的目的，在於加強補氣血、調理陰陽、祛濕利水，讓每個階段的食補效果更好，或是針對個別體質(如虛弱的體質)加強調理。因此隨著每週不同的需求，藥膳也有不同的調理重點。

第一週：幫助子宮收縮，產後須先將在體內的惡露排出體外。

第二週：使產後子宮慢慢恢復原狀原位，預防產後腰酸背痛，助母乳產生。

第三、四週：補足流失氣血、滋養強身、養顏抗老的最佳時機。

～ 產後月子藥膳實例 ～

1. 十全大補麻油雞

【材料】：烏骨雞或土雞腿一支、薑 3 ～ 4 片、肉桂 1 錢、川芎 1 錢、炙甘草 1.5 錢、當歸 2 錢，白朮、白芍、黃耆、黨參、茯苓各 3 錢，熟地 5 錢、米酒 2 湯匙、麻油少許、鹽巴。

【作法】：將雞肉洗淨汆燙，將全部藥材放入過濾紙袋中封口，雞肉、薑及藥袋全部放入鍋中，加入適量水及米酒 2 湯匙，先以大火煮滾，轉為小火續燉煮約 50 分鐘，加鹽調味即可關火食用。

【功效】：補氣血、改善面色蒼白、疲倦無力、四肢冰冷。

【注意事項】：產婦若容易口乾舌燥為虛火身子，可將肉桂改為桂枝；熟地改

為生地，白天服用即可。

2. 杜仲麻油豬腰湯

【材料】：豬腰子 1 副、杜仲 5 錢、桑寄生 3 錢、枸杞 2 錢、麻油 2 湯匙、米酒 2 湯匙、薑 4 片。

【作法】：中藥加水適量，浸泡 20 分鐘後，開大火煮滾，轉為小火，煮至 30 分後關火備用；豬腰放於流動水龍頭下，重複沖水數次至無腥味，切花，再用薑水汆燙，則可去腥味；將麻油放入炒鍋中，待油燒熱後，放下薑片及米酒小火爆香，再倒入豬腰片快炒，最後將煮沸的杜仲湯汁倒入炒鍋中，待湯煮滾後，加鹽調味即可食用。

【功效】：補腎強腰，強健筋骨。適用於產後腎虛，腰酸背痛無力者。

3. 滋陰補氣鱸魚湯

【材料】：鱸魚 1 條，玉竹、黃耆、麥門冬各 3 錢，(新鮮)山藥 5 錢、紅棗 3 顆、薑 4 片、蔥 1 支、米酒 1 湯匙。

【作法】：鱸魚洗淨切塊，將山藥洗淨去皮，切成塊，將全部藥材(除山藥外)放入鍋中，加適量水，大火煮滾，轉小火煮 45 分鐘，再放入山藥再煮約 10 分鐘，最後加入洗淨鱸魚塊、薑、蔥，待魚肉煮熟後，加入鹽即可關火起鍋食用。

【功效】：補氣養血，滋陰清熱。適於疲倦，口乾舌燥，煩熱多汗。

4. 花生燉豬腳

【材料】：豬腳適量、花生米 2 兩、通草 1 兩，黃耆、當歸各 3 錢，米酒適量。

【作法】：將豬腳汆燙後再用冷水迅速沖洗一下，將藥材放入紗布袋中與食物一同燉煮約 1 小時，即可關火食用。

【功效】：補血氣，可促進乳汁分泌。

【注意事項】：花生有產季問題，建議可在產季買回家中適當冷藏保存。

5. 菠菜枸杞豬肝粥

【材料】：豬肝 100 克、菠菜 30 克、枸杞 12 克、白米 1/3 杯、生薑適量、鹽少許。

【作法】：白米、枸杞洗淨用電鍋煮成粥，豬肝、菠菜及生薑洗淨，豬肝稍微

泡水後切薄片汆燙，生薑切絲，菠菜去根切段，加少量水將菠菜、豬肝及薑絲煮熟，加入少許鹽巴調味，再加入粥拌勻即可。

【功效】：補氣血、清肝明目。

【注意事項】：菠菜含有纖維素，若產婦的消化能力較弱者，建議把菠菜剁細碎入菜。

6. 麻油當歸蒜頭蝦

【材料】：蝦子 200 克、當歸 12 克、蒜頭 3 枚、麻油 2 湯匙、米酒 1 湯匙、鹽少許。

【作法】：當歸加米酒及適量水煮約 10 分鐘關火備用，蝦子洗淨去腸泥，麻油小火加熱，放入蒜頭炒香後，放入蝦子稍炒，接著加入剛剛的當歸水煮滾，最後放入鹽巴拌勻即可起鍋。

【功效】：潤腸、助血循及發奶作用。

【注意事項】：海鮮類含蛋白質可幫助發奶，但要留意是否會產生過敏反應，可以去蝦頭及殼烹煮，吃素的媽媽亦可用豆腐取代蝦子。

7. 山藥黑豆大棗湯

【材料】：山藥 200 克、黑豆 30 克、大棗 5 顆。

【作法】：黑豆打碎用濾紙袋包起來，大棗捏碎兩者加水煮，煮滾後轉小火，續煮 30 分鐘，山藥洗淨削皮切丁後，放入黑豆、大棗水攪拌後再開大火煮滾，轉小火續煮 10 分鐘，起鍋前加冰糖即可。。

【功效】：補腎利水、增加體力。

【注意事項】：本湯品可加黃豆或紅豆，腸胃弱者建議將豆子打碎煮出有效成分食用，可避脹氣問題。

8. 退乳麥芽飲

【材料】：炒麥芽 3 兩、山楂 3 錢、人參 5 錢。

【作法】：濃煎代茶飲。

【功效】：健脾消食、減輕乳脹。適用於想退奶的產婦。

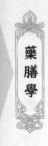

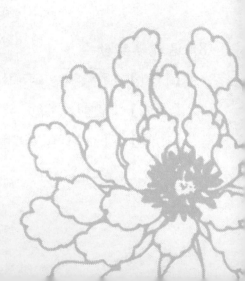

第八章　兒童保健藥膳

第一節　兒童保健概念

「兒童為國家未來的主人翁」是大家耳熟能詳的一句話，然而孩子的成長過程中，其身心健康的養成與否，通常會直接影響到成年後的身心發展是否健全，因此如何做好幼年、孩童時期的健康照護，相對為一重要課題。除了，讓孩子們在安全無虞的環境中快樂的成長學習外，讓他們能吃到安心且適合的食物，對健康則有相對性的加分效果。

有些活蹦亂跳的小朋友，一到吃飯時間就開始拖拉耍賴的不肯乖乖進食，通常在 1～6 歲間的幼童比較容易會有小兒厭食情形發生，若常常讓其吃零食而影響正餐進食，就容易傷到腸胃和脾系統，甚至妨礙到日後的生長發育。就傳統中醫的理論而言小朋友食慾不佳、吃不下飯，通常是因為脾胃功能低落所造成，只要將脾胃系統功能調理、恢復運化功能，自然就會產生食慾，漸漸的就能改善到了吃個飯時間，父母要繃緊神經的情形。

臨床上，脾氣虛弱的人可使用能幫助消胃健脾的中藥材，如神麴、麥芽、橄欖、山楂各 3 錢，縮砂仁 1 錢，枳實、陳皮各 2 錢，可以理氣健脾，若有脹氣者，可加萊菔子、香附、木香、厚朴各 2 錢來消除脹氣。如果孩子容易精神差、面黃肌瘦、身體衰弱無力等情形，除需調理脾氣外，同時也應給予全面性調理，但千萬不要過度進補，因為吃下太多滋補的食物，反而會讓孩子的脾胃造成負擔、不易消化，適得其反。

為了使小朋友不偏食，建議可把紅蘿蔔或魚肉及不愛吃的蔬菜等食物切細或切末，然後加入可以幫助脾胃運作的藥材，煮成藥膳湯；或是加入麵粉及雞蛋後，攪拌均勻，用少量油煎成香酥煎餅；或是利用模型將菜餡製成可愛的造型，讓小朋友感覺有趣，有助於促進食慾，增加胃口。但如果小朋友真的不想吃飯，請父母千萬不要強迫孩子進食，這可能會造成嘔吐、腹脹等情形發生。而有些小朋友不良的飲食習慣，如飯前亂吃零食、飲料，到了正餐時間就吃不下飯，有這種情形，做父母的就該反省，因為沒有幫子女建立良好的飲食習慣，縱容自己的小孩吃下不健康的垃圾食品，長期下來就容易養成只吃喜歡的食物，結果變成偏食營養攝取不均衡。

所以建立良好的飲食觀念和用餐習慣，對成長發育有非常大的影響，千萬不

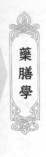

要等到小孩子看起來面黃肌瘦、身材矮小時才想要採取彌補行動，那時就為時已晚。要改善幼兒食慾，首先要設法讓三餐進食時間正常，養成進餐時固定坐著吃飯的習慣，同時用餐時間約在 30 分鐘內完成，可隨時提醒用餐所剩時間。在環境上，為人父母應盡量營造溫馨的用餐氣氛，吃飯時情緒溫和愉悅；在餐具使用上，對於年幼的孩子應從旁協助用餐，以克服使用餐具的困難；在菜色上，家長可在菜色方面下功夫，才能吸引小朋友對食物的興趣，或了解孩子不喜歡某種食物的原因，幫助他解決進食的問題。若幼兒牙齒尚未發育完成，可把堅硬的食物打碎或磨成泥狀，以提高攝取量及吸收率。

另外，小朋友通常腸胃較大人弱，冬令進補對於燒酒雞、羊肉爐等補品可能會因體質不適而出現「補過頭」的狀況，某些小朋友會因此腹瀉，也可能會出現便秘現象。

以下是針對不同年齡層的小朋友可吃的建議補冬藥膳，家長在烹煮給小朋友吃時，最好也同時注意他們吃完後身體的反應，若產生不適現象，應立即請教醫師。切記孩童著重於調理體質及增強抵抗力。

一、調理體質

以下 3 道適合 3 歲以上的小朋友，可當做調整體質、補充營養用。

1. 山藥燕麥粥

【材料】：(新鮮)山藥 300 克，燕麥、白木耳各 30 克，枸杞、白果、冰糖各 10 克。

【作法】：將山藥洗淨削皮切小塊、白木耳泡軟去蒂剪小塊。所有材料放進鍋子裡加水 1000c.c.，大火煮開後轉小火續煮 20 分鐘即可。

【功效】：改善胃口不佳、易腹瀉、吸收不良。

2. 芝麻牛奶糊

【材料】：杏仁、核桃各 10 克，黑芝麻 15 克，奶粉 3 湯匙。

【作法】：所有藥材先打碎，連同奶粉放入杯子中，加入適量溫熱開水調勻，可視個人口味調整水量。

【功效】：改善排便不順易便秘、皮膚過敏，補充鈣質。

3. 桂圓菊花紅棗茶

【材料】：紅棗 15 顆，龍眼肉、菊花各 15 克，薑汁、蜂蜜適量。

【作法】：紅棗切開去籽，與龍眼肉加水 500c.c.，大火煮開後轉小火燜煮 3 分鐘。加入薑汁、蜂蜜，視個人口味斟酌調整。

【功效】：適用於臉色不好、有火氣、常輕微流鼻血、容易尿床的小朋友。

二、增強抵抗力

以下 3 道適合 6 歲或開始上學的小朋友，因感染疾病機率增加，須增強抵抗力。

1. 安神補氣茶

【材料】：桂圓 5 克，茯苓、石菖蒲各 10 克，人參鬚 5 克。

【作法】：所有材料加水 500c.c.，大火煮開後轉小火煮約 10 分鐘即可。

【功效】：適用於精神不易集中、睡眠不佳的小朋友。

2. 抗過敏茶

【材料】：甘草 3 克、白朮 5 克、薄荷 6 克、黃耆 12 克。

【作法】：所有材料加水 600c.c.，大火煮開後轉小火煮約 15 分鐘即可。

【適用】：易過敏、打噴嚏、流鼻水的小朋友。

【功效】：補氣、補脾胃。易尿床的小朋友也可喝。

3. 明目豆腐湯

【材料】：人參鬚 10 克、天麻 5 克、枸杞 3 克、板豆腐 200 克，鹽巴少許。

【作法】：豆腐切塊備用。所有藥材加水 1000c.c.，大火煮開後轉小火燜煮約 10 分鐘，再放入板豆腐煮 5 分鐘後，加入鹽巴，即可關火。

【功效】：改善精神不集中、眼睛疲勞。

報你知～補身須知！

1. 容易皮膚過敏的人在吃補品時要更小心，像是羊肉爐、燒酒雞等，如果吃了任何補品出現腹瀉則應停吃。

2. 補的食材通常適合較偏寒涼體質的人，而身材較胖者大多體質較燥，一般補品較不適合。

3. 小朋友補冬茶飲可裝在保溫壺內帶去學校喝，當茶飲隨時喝作用較大，且可同時多補充水份。

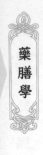

醫師說～體弱冬補正好！

體質較差的小朋友冬天特別容易腹瀉、胃口不好、手腳冰冷、頭暈倦怠，而中醫在兒科方面又以腸胃調理治療為主，家長能適時準備簡易食材替孩童食補、調理體質、增強體力。不過，仍建議吃之前最好請中醫師診斷，可加減藥方、調整。

保健錦囊～食補藥膳方

小朋友不愛吃飯，家長可以用藥膳來改善孩子的食慾。可用薑奶、扁豆山藥粥等藥膳來改善幼兒食慾，或用一些生山楂洗淨後，入鍋煮，等水快收乾再加蜂蜜，改用小火煎煮 5 分鐘，等涼即可食用，能增進食慾助消化。

薑奶可補中益氣、除逆氣、改善脾虛胃弱及食慾不振等症狀，需準備薑汁 1 大匙、牛奶 250c.c.、適量冰糖。作法很簡單，先將薑汁、牛奶一起放入鍋中小火攪拌至煮滾，加入冰糖後即可，早晚溫熱後飲用。

白扁豆山藥粥能健脾養胃、改善脾虛胃弱、食慾不振等情形，需準備新鮮山藥 100 克、炒白扁豆 100 克、白米半杯、鹽巴少許。作法先將上述材料一起煮成粥，然後加入適量鹽巴即可，可早晚食用。

第九章　青春期藥膳

第一節　青春期保健概念

　　青春期是少年身心開始發育漸成熟，成為青年的一個過渡階段，此期開始有第二性徵的出現、月經初潮、生殖器官的發育與成熟及思想情緒不穩定而善變甚至叛逆等特質。

一、保健之道

　　1.養成良好的衛生習慣。

　　2攝取均衡及適量的營養。

　　3.少吃生冷冰水及上火食物，如辛、辣、油、炸、烤。

　　4.避免過度節食，養成早餐吃的飽，午餐吃的好，晚餐吃的少的保健觀念。

　　5.女生要有正確保護乳房發育的常識。

　　6.養成適時適度運動的好習慣。

二、保健藥膳

1. 抗痘甜湯

　　【材料】：薏苡仁30克、綠豆20克、薄荷10克、冰糖適量。

　　【作法】：將藥材洗淨，薏苡仁浸泡1小時，薄荷用過濾紙袋包著，將薏苡仁、綠豆及薄荷一起下鍋燉煮，外鍋放水1.5杯，至開關跳起後續悶10分鐘，起鍋前加入適量冰糖攪拌後，即可食用。

　　【功效】：清熱、降火、利尿，解毒、排膿、消痘；適用於熱性體質，易失眠便秘，口乾舌燥者。

2. 九尾雞湯

　　【材料】：狗尾草5錢、大棗3錢、雞肉300g，米酒、鹽巴少許。

　　【作法】：先將雞肉汆燙，狗尾草洗淨，放入適量清水及酒煮滾後，轉小火，繼續煮一段時間，建議可將藥材先撈起，再將雞肉、大棗放入熬煮30分鐘。起鍋前，可斟酌加入少量鹽巴後關火。

　　【功效】：開脾、健胃、除濕，專治小兒發育不良。

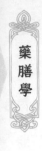

3. 小兒養生飲食

【材料】：桂枝 1 錢，甘草、當歸、白芍、川芎、六汗、懷牛七、福肉各 2 錢，黃耆、黨參、白朮、茯苓、熟地、枸杞、杜仲、川七、九層塔、含殼草、紅棗各 3 錢，雞肉 2 斤，生薑 2 錢、米酒 2 大匙、鹽巴少許。

【作法】：上述藥材置鍋內，加水 10 碗，燒開後以小火熬約 1 小時後過濾取湯汁備用。雞肉洗淨切塊余燙備用。放入洗淨的雞塊，倒入上述藥汁，放入生薑及米酒，再加入水以醃過雞肉些許，放進電鍋，外鍋加 2 杯水，開關跳起後加鹽即可。

【功效】：補氣血、壯筋骨，適合小孩青春期服用，促進發育增高。

　　傳統上做家長的，總會在小孩青春期時燉一些中藥材，所謂的增高藥或轉骨藥來幫助小孩的成長發育，就中醫的立場認為是有幫助的，其實中醫也常以補腎（先天之本）和脾（後天之本）二臟之氣，幫助這一時期小孩的發育，為什麼補腎和脾會和小孩的增高有關係，中醫最早的一本醫書《黃帝內經》有一段很好敘述說「女子七歲，腎氣盛，齒更髮長；二七天癸至，任脈通，太衝脈盛，月事以時下，故有子；三七腎氣平均，故真牙生而長極；四七筋骨堅，髮長極，身體盛壯；五七陽明脈衰，面始焦，髮始墜；六七三陽脈衰於上，面皆焦，髮始白；七七任脈衰，太衝脈衰少，天癸竭，地道不通，故形壞而無子也。丈夫八歲，腎氣實，髮長齒更；二八 (16 歲) 腎氣盛，天癸至，精氣溢瀉，陰陽和，故能有子；三八腎氣平均，筋骨勁強，故真牙生而長極；四八筋骨隆盛，肌肉滿壯；五八腎氣衰，髮墜齒搞；六八陽氣衰竭於上，面焦，髮鬢頒白；七八肝氣衰，筋不能動，天癸竭，精少，腎氣衰，形體階極；八八則齒髮去。」從這裡可看出人體的成長和腎氣有極密切的關係，另外人們吃了食物，把精華藏於脾，脾化生氣血後供給五臟六腑，以促成人體的生長發育，就中醫的看法，人的發育與成長，一則與先天的遺傳有關係 (腎)，一則與後天營養有關係 (脾)，所以講腎為先天之本，脾為後天之本，從這二臟去調理，對於青春期小孩的增高就會有一些的幫助。從現代醫學來看，一個人的高矮有 75% 是取決於父母的遺傳因素 (即中醫所謂的先天因素)，另外 25% 則取決於環境因素 (即所謂後天因素如營養、運動等)，雖然遺傳因素所佔的比率較高，但是小孩的身高仍會受到後天各種環境因素的影響，因此我們可以看到小孩的身高大部分都比父母來得高些，所以給小孩創造一個良好的生長環境是極重要的課題。

　　正常小孩子一般有二個生長高峰期，一次是在出生後第一年，另外一次就是我

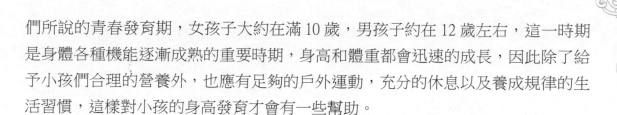

們所說的青春發育期，女孩子大約在滿 10 歲，男孩子約在 12 歲左右，這一時期是身體各種機能逐漸成熟的重要時期，身高和體重都會迅速的成長，因此除了給予小孩們合理的營養外，也應有足夠的戶外運動，充分的休息以及養成規律的生活習慣，這樣對小孩的身高發育才會有一些幫助。

三、發育成長好

以下提供 2 道適合青春期正在發育生長的孩子食用：

1. 青木瓜燉雞湯

【材料】：青木瓜半個、王不留行 10 克、雞半隻、當歸 3 克、川芎 5 克。

【作法】：所有材料加水 1000c.c. 大火煮開後小火燜煮約 15 分鐘，加入鹽和嫩薑片即可。

【功效】：潤澤皮膚、固腸胃、幫助月經順穩。

2. 何首烏雞湯

【材料】：黃精 6 克，何首烏、枸杞、人參鬚、續斷各 10 克，雞半隻。

【作法】：雞肉汆燙備用，所有材料加水 1000c.c. 大火煮開之後，轉小火煮約 20 分鐘，加入鹽巴後即可關火。

【功效】：減輕筋骨痠痛、補氣明目。

第二節　青春期保健藥膳

青春期調理，最好別亂補。坊間可供青春期孩子調理的「轉骨方」眾多，但未經中醫師評估，最好別隨便使用。藉此提供一帖基本方，可以此為基礎，再視個人體質增減藥材。

【材料】：小茴香 0.5 錢，甘草 1 錢，炒杜仲、淮山、金櫻、薏苡仁、芡實、牡蠣、蓮子、遠志、洋參、茯苓、白扁豆、酸棗仁各 2 錢，龍骨 3 錢、老薑 3 片。

【作法】：雄雞半隻切塊，以胡麻油 2 匙先爆香薑片，然後，加入同炒，再放入上述藥材，加等量的水和酒，燉煮至雞肉爛入味即可。

【用法】：這帖方子前 3 個月每周吃 1 帖，3 個月後，每半至 1 個月吃 1 帖，在生長發育停止前都可以吃，但最好定期回診，讓中醫師評估用藥後的情況，再進行必要的調整。

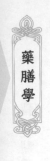

　　除了特別調配的轉骨方，平日也可製作些有利發育的藥膳，如山藥燉排骨就很好，若要內容豐富些，還可加入茯苓、芡實、蓮子，成為四神湯，排骨也可改成豬肚或豬腸。

　　另外，以當歸 2 錢、黃耆 1 兩、紅棗 3 錢、枸杞 3 錢，加 1500c.c. 的水，先以大火煮滾，再以小火煮 20 分鐘，即可關火，可當成茶飲，有助補氣養血，特別適合貧血者、氣血虛、或女性月經過後使用。

1. 藥補羊肉爐

【材料】：木瓜、陳皮各 1 錢，川芎、續斷、當歸、桂枝、大茴香、桂圓各 2 錢，黃耆、黨參、熟地、枸杞各 3 錢。帶骨羊肉 2 斤、豬大骨半斤。麻油、生薑、米酒、鹽少許。

【作法】：將豬大骨燙過洗淨，和上述藥材 (枸杞除外) 置鍋內，加 10 碗水，煮滾後轉小火熬約 40 分後過濾取湯汁備用。帶骨羊肉洗淨燙過備用。熱鍋入麻油 2 大匙，放入生薑爆香後，加入羊肉拌炒撈起放入鍋內，加上述湯汁及枸杞、米酒 1 大匙和水後置瓦斯爐上煮至肉爛加鹽即可。

【功效】：補氣血、填髓養筋，適合血氣不足者，可用於小孩發育期，促進發育增高有療效。

2. 栗子山藥雞

【材料】：黨參、山藥、黑芝麻各 3 錢，枸杞、黃精各 5 錢。全雞 1 隻、新鮮栗子 2 兩。糖 1 小匙、太白粉 1 小匙、鹽 2 小匙、橄欖油 2 大匙，薑、蔥少許。

【作法】：將上述藥材置於鍋內，加水 3 杯，燒開後改以小火熬至剩 1 杯過濾取湯汁備用。新鮮栗子用水泡軟備用。雞肉洗淨後，切成塊狀，放入鍋子，加入藥汁及鹽、薑、蔥後拌勻，醃 10 分鐘，然後以熱油炸至雞塊變金黃色後撈起。熱鍋入油 2 大匙，放入雞塊和栗子稍炒後，加入醃雞之藥汁及酒、糖、水 2 杯，大火燒開後，以小火燜煮至湯汁收乾後用太白粉水勾芡，使湯汁稍黏稠即可。

【功效】：健脾滋腎、養血益氣，適合成長中的小孩膝腿常覺酸痛、胃口不佳者。栗子能補腎、厚腸胃，所以有腎之果的稱謂。當然中醫講的腎

和我們所熟識的腎臟是不同的，就以這一道藥膳中的黑芝麻功效來講，過去中藥藥典記載它能補肝腎，填精髓，壯筋骨，今天的研究黑芝麻含有豐富的鈣質，能夠增強骨質的密度，對於骨質流失所引起的酸痛，有不錯的療效，中醫所說的肝主筋，腎主骨，補肝腎壯筋骨，似乎在說明這一個道理，發育中的小孩常會因飲食的偏差或食慾不好，造成筋骨的酸痛，一般所稱的「成長痛」，這一道藥膳有健脾補腎的功效，或許能有些幫助。

3. 木瓜蹄筋豐胸湯

【材料】：炙甘草 2 錢，黨參 (或改用人參)、白朮、茯苓各 3 錢 (以上為四君子湯)，通草 1 錢，葛根、天花粉、石斛、麥門冬各 3 錢，枸杞 5 錢，紅棗 5 粒。熟蹄筋 4 兩、青木瓜 1 斤、豬大骨 1 斤。生薑、米酒、鹽適量。

【作法】：豬大骨燙過洗淨和上述藥材置鍋內，加水 10 碗，燒開後以小火熬約 40 分鐘後過濾取湯汁備用。蹄筋洗淨，青木瓜切塊置鍋內，倒入上述湯汁，加生薑、米酒後放瓦斯爐上，以小火熬至蹄筋及木瓜爛，最後再加鹽即可。

【功效】：調補氣血、豐乳健胸。

～ 豐胸概念 ～

近年來可能社會風氣的開放，和潮流的趨勢，門診中常有女孩子尋求吃中藥來豐胸。我們都知道乳房是由乳腺、脂肪和一些結締組織所組成的，在青春期，由於卵巢分泌大量的雌激素，刺激了乳腺的發育，脂肪沉積於乳腺裡，使青春期的女孩乳房明顯的增大，但過了 18 或 20 歲後，乳腺的發育基本上是已經定型了，不容易再改變，除非懷孕乳房才有再增大的可能，但斷乳後乳房還是回縮至原來的大小，雖然過了青春期乳房不易再改變大小，但採取某些人為的措施，仍然可以使乳房型態更趨健美，使胸部看起來更為突出，以下幾個方法提供參考：

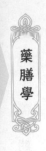

1. 加強胸肌的訓練：

胸肌訓練的目的是促成乳房下的胸大肌增大，增大的並不是乳房本身，因為乳房是由乳腺和脂肪及結締組織組成，本身並沒有肌肉，但因為乳房下的胸大肌發達可以使乳房變得結實、挺拔，胸部看起來也就更加的豐滿。

2. 養成良好的飲食：

乳房有不少的脂肪組織，飲食有足夠的營養，可以使乳房的脂肪量增加，促使乳房豐滿。

3. 維持正確的姿勢：

不論站或坐，都不應該彎腰駝背，應該保持挺拔的身姿，促使胸部突出，才能讓胸部更健美。

4. 保持愉快的心情：

保持歡樂愉快的心情，有利於內分泌功能正常發揮，使性腺激素能夠充分的分泌，才可以使乳房正常發育。

另外，也可多吃一些對胸部發育有幫助的食物，如：蹄膀、豬腳、豬肝、牛肉、牛乳、蝦子、螃蟹、海參、鱔魚、鰻魚、花枝、章魚、干貝、鮑魚、魚翅、海帶、鮪魚、其他鮮魚、山藥、黑芝麻、花生、黃豆、紅豆、胡桃、南瓜、馬鈴薯、豆腐、白蘿蔔、韭菜、絲瓜、燕麥、沙拉、木瓜、甘蔗、香蕉等。

4. 養顏絲瓜

【材料】：金銀花、蒲公英、甘草各 1 錢。澎湖絲瓜 1 條、干貝 1 粒。鹽 1 小匙、香油 1 小匙、蔥段少許。

【作法】：將藥材用 2 杯水大火燒開後，以小火熬約 10 分鐘，過濾備用。澎湖絲瓜去皮切長條塊，干貝泡軟後撕成細絲（泡干貝的水可留下備用）。熱鍋入油 2 大匙，放入蔥和干貝爆香後，放入絲瓜稍炒，倒入藥汁和干貝汁，待絲瓜悶熟後加鹽和香油即可。

【功效】：清熱降火、美顏澤肌膚。適合青春期或月經不調所引起臉部的青春痘。金銀花和蒲公英都能清熱解毒，治療青春痘很有療效，絲瓜也

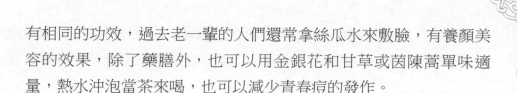

有相同的功效，過去老一輩的人們還常拿絲瓜水來敷臉，有養顏美容的效果，除了藥膳外，也可以用金銀花和甘草或茵陳蒿單味適量，熱水沖泡當茶來喝，也可以減少青春痘的發作。

另外有幾道湯粥也有不錯的療效：

A. 薏仁粥：

薏苡仁 4 兩、小米 2 兩。薏苡仁及小米洗淨以水泡軟，加水煮成粥常食用。有清熱利濕功效，對皮膚有保健作用。

B. 綠豆湯：

綠豆半斤、冰糖少許。綠豆洗淨加水煮軟後，加冰糖拌勻即可。綠豆能清熱解毒，青春痘易發作者都可常服用。

C. 蘆筍湯：

蘆筍 4 兩、鹽少許。蘆筍洗淨去外皮，切斷加清水煮熟後加鹽即可。蘆筍能清熱解毒，青春痘易發作者都可常服用。

5. 銀耳養顏羹

【材料】：(1) 粉光參、麥冬、石斛各 1 錢，枸杞、山藥、百合各 3 錢。(2) 鱈魚 1 斤、雞胸肉 2 兩、雞胸骨 1 付、銀耳 1 杯、熟青豆仁 3/4 杯、馬蹄丁 1/4 杯、香菇丁 1/4 杯、熟胡蘿蔔丁 1/4 杯、蛋白(打散)1 個。(3) 米酒、鹽、糖、香油、黑醋、太白粉少許。(4) 太白粉 1 大匙、水 2 大匙。

【作法】：雞胸骨洗淨燙過，同上述藥材 (1，除百合外) 置於鍋內，加水 5 杯，燒開後以小火熬約 40 分鐘後，過濾取湯汁備用 (約剩 2 杯)。鱈魚蒸熟後取白肉，同雞胸肉切碎，拌入米酒、鹽、太白粉各 1/2 小匙備用。銀耳、百合用水泡軟，泡軟後將白木耳去蒂切碎備用。鍋熱入油 2 大匙，放入香菇爆香後，再放入材料 (2) 和百合 (蛋白除外) 稍炒熟加入上述藥汁，煮開後以材料 (4) 勾芡，最後加入蛋白及黑醋即成。

【功效】：養陰潤燥、美顏澤肌膚，適合小孩皮膚乾燥無光澤，甚則皮膚搔癢嚴重者。這是一道養陰潤燥的藥膳，有保留肌膚水分的功效，可

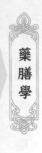

以用來改善小孩乾燥性的膚質，這種乾燥性的皮膚，最常見於有異位性皮膚炎的小孩，尤其藥膏擦久了皮膚乾燥搔癢嚴重。

6. 自製龜苓膏

【材料】：北茵陳、金銀花、咸豐草、薄荷各 1 錢，茯苓、龜板各 3 錢，生地 5 錢、枸杞 1 兩。冰糖 20 克 (視個人喜愛的甜度選擇用量)，果膠 3 大匙，水 1/2 杯。

【作法】：將藥材 (薄荷除外) 置鍋內，加水 8 杯，燒開後以小火熬至剩 4 杯，放入薄荷，約 10 分鐘後過濾取湯汁備用。取果膠加水 1/2 杯調勻。取一鍋子，倒入藥汁和冰糖，糖煮融化後熄火，倒入上之果膠拌勻，倒在模型上，待涼結成凍即可。(可放入冰箱冰涼食用)

【功效】：養陰益氣、清熱解毒。適合考生經常熬夜唸書，因而火氣大，口乾舌燥，便秘，青春痘者食用。在南洋一帶天氣炎熱，長久以來都會吃龜苓膏來調補身體，龜苓膏有益氣養陰，清熱退火的功效，就是一般大家所說的具「涼補」的作用，熬夜唸書的學生，容易上火又易疲倦，這一道藥膳能降火又有補氣提神的功效，就非常適合他們。另外，夏天天氣炎熱，容易使人倦怠無精神，用此做為清涼的甜點，也是不錯的養身藥膳。

7. 田雞美膚湯

【材料】：東洋參 1 錢、枸杞 3 錢、麥冬 2 錢、白芷 2 片。田雞 2 隻 (去皮)。生薑 2 片，鹽 1 小匙、九層塔、米酒少許。

【作法】：將藥材置鍋內，加水 2 杯，燒開後以小火熬剩 1 杯備用。田雞洗淨切數塊，汆燙後置鍋內，加入上述藥汁和生薑片再加一杯水，置電鍋蒸熟後加鹽、米酒數滴和九層塔即可。

【功效】：清熱涼血、滋陰補虛，味道清淡甘美，有養顏護膚的功效。田雞的味道鮮美，肉質細緻，蛋白質含量豐富，有補虛損的功效，是極適合小孩食用的，民間流傳有清熱美顏的功效，這道藥膳就是取這一功效，用來改善小孩皮膚容易過敏的體質，藥材中的白芷有苦味，用 1 ～ 2 片即可。

第十章　考生藥膳

第一節　考生藥膳補得巧

在考季中，許多考生常常因用腦過度，考試緊張壓力下，容易讓人精神倦怠，頭暈腦脹，加上夏季炎熱，考生常常受影響而未能達理想成績。而從中醫調理角度，需讓考生能提神醒腦、寧心益智、消暑氣，如此才能考出好成績。以下是叮嚀及建議的藥膳：

1. 養成規律生活，三餐定時，早餐一定要吃。

2. 營養均衡，不偏食，食物以易消化吸收為主。

3. 每天至少要喝 2000c.c. 的水，以維持良好的新陳代謝。

4. 每日有定時的放鬆運動時間。

5. 考前不熬夜。

6. 儘量穿著寬鬆，輕便易吸汗的衣服。

～ 適合考生的藥膳 ～

1. 元氣補腦雞

【材料】：枸杞 1 錢，黃耆、西洋參、天麻、玉竹各 2 錢，紅棗 6 個，雞腿 1 隻。

【作法】：將上述藥材全部放入電鍋，外鍋 1 杯水，燉熟即可。也可加少許鹽調味。

【功效】：提升體能、益智健腦，較不易疲勞。

2. 養心安神粥

【材料】：枸杞 1 錢，酸棗仁 3 錢，小米 1 兩，百合、龍眼肉各 5 錢。

【作法】：酸棗仁打碎後先煮汁，再取酸棗仁藥汁並將所有材料煮成稀飯，煮熟後也可加少許冰糖調味。

【功效】：治療心神不寧、容易緊張、失眠。

3. 紅棗銀耳湯

【材料】：白木耳 100 克、蓮子 50 克、紅棗 10 個、冰糖 50 克、桂花 5 克。

【作法】：先將白木耳浸泡軟後，去蒂剪小片與蓮子、桂花一同放入電鍋燉煮

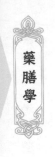

熟後，加入冰糖，待稍冰涼食用較佳，才有消暑作用。

【功效】：消暑潤肺、生津止渴。

第二節　考生的藥膳調理

　　如何為孩子們補充營養一直是家長們關心的問題。專家認為考前的營養，與其說進食保健品，還不如平時多注意飲食藥膳調理，可能會更見成效。所謂藥膳，就是以中醫理論為指導，為滿足預防調理、強身健體、延年益壽的需要，根據自身的體質狀況，選擇適當的中藥與食物搭配，通過專業烹調成具有一定色、香、味的保健食品。

　　這種藥膳其優點是兼具美味可口、且有療效、補性平和、接受度高。其主要作用是提高身體的抵抗力，具有「有病治病、無病強身」的功能。藥膳分為補氣、補血、補陰、補陽四大類，可根據考生體質及心情反應狀況進行辨證施膳。一般而言，平常身體健康的考生只需飲食正常即可，但對於體質較弱的考生，則可給予藥膳進補。

1. 清蒸人參鬚雞

【材料】：人參鬚 10 克、雞 1 隻、米酒、生薑、蔥、食鹽各適量。

【作法】：將雞肉洗淨汆燙；蔥切段、薑切片，備用。把人參鬚裝入雞腹，放入大碗內加水及蔥、薑、米酒、放入蒸籠蒸爛，加入適量食鹽即可食用。

【功效】：改善精神倦怠、容易出虛汗、聲音虛弱、四肢無力、食慾不振。

2. 當歸羊血羹

【材料】：羊肉約 400 克，黃耆、黨參、當歸各 20 克，薑片 20 克，食鹽少許。

【作法】：羊肉洗淨，切成小塊，黃耆、黨參、當歸、生薑放在陶鍋裏，加水適量，以小火煨煮至羊肉軟爛時，加入食鹽少許即可關火，食用。

【功效】：改善面色萎黃、唇色偏白、手足循環不好、容易心悸或有貧血者。

3. 雙耳湯

【材料】：黑木耳、白木耳各 10 克，冰糖 30 克。

【作法】：將黑木耳、白木耳用溫水洗淨泡軟，並剪除蒂柄，將黑木耳、白木耳、糖及適量清水放入電鍋內鍋，外鍋放 2 杯水燉至木耳熟爛即可。

【功效】：改善注意力不集中、容易頭暈耳鳴、腰膝酸軟、失眠、大便不順。

此外，應用藥膳進補也可選用一些比較容易方便上手的藥粥，如：選用福肉、蓮子、百合、黃耆、黨參、核桃、紅棗、枸杞、薏苡仁、山藥等，或取其中單味，或取其 2～3 味，與粳米一起煮粥。考生在考前或在考中，因用功過度，思慮太過，緊張容易會出現精神倦怠，食慾變差等症狀。中醫認為這是由於思慮傷脾所致。故採用上述具有健脾開胃、養血寧神的中藥製成藥膳進行調治，可幫助考生成功地渡過難關，為取得良好的成績打下基礎。

第三節　考生舒壓藥膳養神

每到大考期間，考生在太陽底下K書，家長就在一旁搧風、遞飲料，一刻都不得閒，尤其考前長時間思考或不斷地從事腦力激盪後，易讓人陷入心力交瘁的狀態。此時，若無適當的紓解壓力及調適，許多疾病將隨之而來，如讀書不能集中精神、記憶力衰退、思緒混沌、全身懶洋洋、一點小事也會大動肝火等，甚至出現頭痛、噁心、腹痛腹瀉、女生經期錯亂、男生遺精等現象，這都是因考試，精神壓力過大之下所產生的「考試症候群」，常見者約有下列四種類型：

1. **失眠型**：考前過度緊張，易產生入睡困難、半夜容易驚醒、做惡夢頻率高等睡眠品質不佳的現象。經常性的失眠不僅會給考生帶來精神上的極度不適及讀書無效率外，還易罹患精神耗弱及其他疾病，可服用中藥酸棗仁湯、溫膽湯治之，以養神鎮靜，亦可配合藥膳效果更佳。

◎遠志蓮粉粥

【材料】：遠志 30 克、蓮子 20 克、白米 50 克。

【作法】：將遠志泡水後去心皮，與蓮子一同研磨成粉，再與白米同煮成粥即可。

【功效】：有益心志、聰耳明目。適用於健忘、失眠等症。

2. **機能性腸胃障礙**：有些人在過度緊張、沮喪時，容易出現腹部絞痛、腸鳴，甚至腹瀉等症狀，這些就是典型的「機能性腸胃障礙」臨床表現。若患有機能性腸胃障礙，建議考前不要吃太過油膩的食物，也不宜進補，以免造成腸胃負擔加

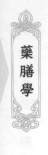

重，若症狀明顯嚴重者，應趕緊找醫師接受治療，以免影響考試成績。中醫治療以參苓白朮散為主，以補益脾氣、改善腸胃機能，亦可配合藥膳以增強療效。

◎補脾藥膳粥

　　【材料】：山藥、薏苡仁、蓮子各 15 克，黃耆 30 克，白米 150 克。

　　【作法】：將所有藥材與白米同煮成粥。

　　【功效】：調理體質、增強免疫力。

　　3. **視力緊張症候群**：考前複習時間過長，長時間看書，導致眼睛疼痛、酸澀、視力模糊或出現雙重影像等症，或因熬夜看書而出現眼睛紅腫、畏光，產生頭暈、頭痛等症，即是「視力緊張症候群」的臨床表現，可服用中藥杞菊地黃丸，並配合藥膳治療。

◎杞菊飲

　　【材料】：枸杞 10 克、菊花 6 朵、冰糖適量。

　　【作法】：藥材先汆燙後，再以熱水沖泡即可，可依個人口味加冰糖調味。

　　【功效】：清肝明目。

　　4. **經前緊張症候群**：許多女性在經前 7～10 天左右，出現焦慮不安、易怒、爆食，頭痛或精神無法集中思考等症，中藥可用加味逍遙散，並配合藥膳治療。

◎益母草粥

　　【材料】：益母草、生地黃各 30 克，白米 100 克。

　　【作法】：將藥材與白米同煮成粥。

　　【功效】：養血調經。

　　面對考試會有緊張心情是可以理解的，但考生們還是要了解，分數並不代表一切，健康才是最好的成績，放開心胸應考，或許會得到意想不到的好成績。

第四節　增強考生記憶力的藥膳

　　如何讓孩子增強記憶力？很多家長都關心，依目前研究顯示西洋參、枸杞、丹參、薑黃、川續斷對神經系統具保護作用，有助孩子安神，靜下心讀書。一般認為記憶力不好除心理層面，例如因過動症影響不能專心之外，很多是由於生理

因素所造成，而中醫對記憶力減退分型，有不同診斷基礎對症下藥。

常見月經不順的女學生，表現為精神體力差、容易健忘、臉色蒼白、睡眠品質不佳，屬心脾兩虛型。如果症狀是腰膝酸軟、遇事健忘，頭髮早白、神志恍惚，屬腎精虧虛型。而心腎不交型，這類多屬經常熬夜患者，患者精神恍惚，腰膝酸軟，手足心熱，會眩暈耳鳴，當然無法安心讀書。常見有心神不寧，靜不下心來讀書、因壓力過大，患者會有口舌生瘡、便秘或腸燥症等症狀。

藉此推薦一道專家曾提出適合考生的藥膳～ 15 味佛手湯，平時服用，考前可不必臨時抱佛腳。

【材料】：茯苓、白朮、薑黃、炙甘草、佛手柑各 2 錢，當歸、(白) 芍藥、川芎、丹參、黨參、川續斷、刺五加、牡丹皮各 3 錢，枸杞 1 兩、(鮮) 山藥、羊肉、火腿、茭白筍或冬筍、紹興酒一大匙。

【作法】：羊肉汆燙後撈出，火腿切小丁、筍子切圓塊，藥材以濾袋裝好。煮沸 200c.c. 的水，將食材、藥材一起置入陶瓷鍋中煨煮 2 小時，最後放鮮山藥、枸杞，煮沸 15 分鐘即可。

對於一般學子而言，也可準備「天王補心丹」，於考前一天服用，對於隔日應考之精神、體力、記憶皆有正向的影響。而「六味地黃丸」則可於平日熬夜過多時，服用保養身體。

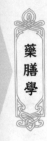

藥膳學

memo

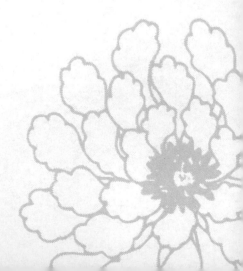

第十一章　老年保健藥膳

第一節　使中年人遠離衰退

銀髮族保健藥膳，介紹銀髮族常遇到之問題，如：骨鬆、便秘等及如何利用日常藥膳達預防與保健之效果。

人到中年，生理功能逐漸衰退。因此，在日常生活中，必須好好保養，每天堅持簡單溫和的健身運動，這樣才能幫助生理功能逐漸遠離衰退，走向健康。

當疲勞時：是身體需要恢復體力和精神的正常反應，同時也是人體自我保護的信號和警告。如果不聽自己身體發出的警訊，那麼人體就容易積勞成疾，百病纏身。所以，人到中年後，當自我感覺出現了如全身乏力、肌肉酸痛、頭昏眼花、反應遲鈍、精神不振、心悸胸悶等症狀時，就不要再硬撐下去。上述症狀的出現足以說明身體和心理上已發出了疲勞的信號，應立即注意勞逸結合，不再熬夜，不做突擊性工作，心情要舒暢，一定採取保健措施來消除身心疲勞。靜坐也是一種很好的心身調養，它能使人很快放鬆，使血液循環調理至最佳狀態，從而達到人生理機體和心理的最佳恢復。

患病時：人到中年後，大腦、心、肺、腎等重要器官的生理功能都在不知不覺中減弱，細胞的免疫力、再生能力及機體的內分泌功能也在逐年下降，偶爾患病也屬正常現象。但有些中年人，工作學習廢寢忘食，對頭痛、失眠、血便等不適症狀不予重視，一直放任強忍下去，終將小病拖延耽誤，釀成重症，後悔莫及。

生活起居：大便不順，可造成習慣性便秘、痔瘡、脫肛，還可誘發直腸癌；長期憋尿，可引起尿路感染和腎臟疾患的發生，對健康十分有害。因此，在日常生活中，要養成定時排便的習慣，有了便意就應立即如廁。晚上若感到頭昏思睡時，也不要硬撐，不可用濃茶、咖啡、香煙等去刺激神經，以免誘發神經衰弱、高血壓和心腦血管疾患。

飲食習慣：中年人必須養成少量分次飲水的習慣，每天以飲水 6～8 杯為宜。口渴是身體缺水的信號，表示體內細胞已處於脫水狀態，如果置之不理，會影響身體健康。饑餓時應立即進食，不要隨便延遲進食時間，否則就會引起胃腸痙攣性收縮，出現腹痛、腹瀉，還可出現低血糖症狀。進食不規律、暴飲暴食，常是胃潰瘍、胃炎、消化不良、血糖不穩定等疾病發生的根源。

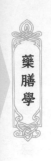

第二節　老人體質之藥膳原則

　　據統計國人男性平均77.01歲，女性83.62歲，日本人平均壽命為87歲，歐美國家平均約為77歲，全球老年人口在總人口比例中逐漸增加，因此，如何提高老年人生活品質，已成為社會關注的重點，老人醫學將成為醫學的重要課題。

　　就中醫的觀點而言，老年人有其特殊的體質，因此在選擇保健藥膳時，就不同於一般的藥膳，須先了解老年人的體質特點，再加以配合調整。一般老人體質的特點有：陰陽易失衡、病後難復原，普遍以虛證為最多見。

　　老年養生保健藥膳要注意幾項原則：多補少瀉、多溫少寒；注重脾腎、五臟兼顧；益氣養血、調補陰陽；勿補過偏、配伍嚴謹。掌握時令、隨季變化。適合的保健藥膳有：杞菊糖醋魚、何首烏髮湯等。

　　老年人常見疾病，如老年癡呆症、高血脂症、骨質疏鬆症及停經婦女的心血管保健等，可藉由老年保健藥膳來減緩病情，平時再加上規律適度的運動，如氣功、走路等，可達到積極預防並治療老年疾病的目標。

第三節　骨質疏鬆的飲食原則

　　國人的鈣質來源主要為蔬菜類，其吸收率較奶類差，所以吃綠葉蔬菜時，應搭配動物性蛋白質如肉類或蛋類，以增加鈣質吸收率。酗酒或吃得太鹹時，腎臟所排出的鈣質會增加，過量攝食鹽分會抑制鈣的吸收，應予以限制。故應避免食用罐頭食品、速食麵及醃製食品。高鈣、低磷、低鹽是飲食的重點，再配合均衡的飲食且多加注意保健運動，才能改善骨質。

　　就傳統中醫而言，人的頭髮反映了人的健康及氣血平衡或缺失情況。中醫認為，頭髮與肝腎有關，平時多攝取黑芝麻、何首烏、桑椹等滋補肝腎的食物，能夠減少白髮提早發生。髮為血之餘，肝藏血；髮落，血本竭也；又腎主骨，所以頭髮、骨骼的優劣與肝腎皆有密切關係。因腎藏精，肝主血，其華在髮，肝氣腎氣表現在頭髮上，肝腎強健，氣血得以上榮於頭，頭髮自然就會濃密烏黑。若肝腎虛則精血不足，毛囊得不到足夠的氣血滋潤，無法正常的展現其色澤，就會出現白髮。

　　黑芝麻能補肝腎、潤五臟、祛風濕、清虛火，常服可治病後虛羸、鬚髮早白、虛風眩暈等症，又黑芝麻含有的鈣元素是白芝麻的數倍，能有效預防骨質疏鬆，

所以常服黑芝麻能有效防治白髮早生、骨質疏鬆。其他像是桑椹、核桃、何首烏、阿膠等滋補肝腎的食物，也都有類似的藥用價值。

第四節　老年便秘的飲食原則

　　老年人很容易因腸胃蠕動功能退化、體力下滑，腹部和肛門括約肌無力，導致無法將糞便排出體外，形成糞質不硬但排便困難的情況。因此，便秘在老人身上有時會表現得特別明顯，一方面是隨著年紀大，氣血逐漸衰弱的緣故，相對腸子蠕動現象也逐漸的變弱，一方面老人因為氣血滯澀，導致常會有虛火旺的現象，這也會使得便秘更加明顯。金朝張從正在其所著《儒門事親》中記錄了一個食療醫案，利用食補的方法改善了便秘狀況：「有老人年八十歲，臟腑澀滯，數日不便。每臨便時，目前星飛，頭目昏眩，鼻塞腰痛。積漸食減，縱得食，便結燥如彈。一日，友人命食血臟葵羹、油渫菠薐菜。遂頓食之，日日不乏，前後皆利，食進神清，年九十歲，無疾而終。」

　　在本草書籍記載中，菠菜性寒，有利腸胃；芝麻性平，有利大便。葵性寒，可潤腸、利小便。年老之人，大小便不利，最為急切，動物內臟，充滿油脂又極富營養，用內臟、菠菜、葵，加上麻油的食療，對便秘也收到意想不到的效果。

第五節　適合老人的藥膳

　　藥膳療法是中醫藥學寶貴智慧，它包括藥膳粥、藥膳茶、藥酒、藥膳飯菜等。按其藥物組成不同，功效略有差別。保健藥膳應是具有補益人體氣血陰陽不足、扶正固本和對某些疾病有輔助治療作用。現代醫學研究表明，這類藥膳含有豐富的為中、老年健康所需的營養成分，具有調節某些生理功能及延緩衰老作用。以下為適合老年人的保健藥膳。

1. 黃耆茶

　【材料】：黃耆 15 ～ 20 克。

　【作法】：置保溫杯中，用開水浸泡半小時後，即可代茶飲。飲完加開水繼續浸泡。

　【功效】：黃耆為補氣諸藥之首，能益元氣、壯脾胃、療虛損、抗衰老。研究發現黃耆能明顯提高機體免疫功能，增強抗病能力，促進物質代謝。

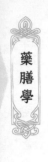

2. 花生粥

【材料】：花生 45 克、粳米 100 克。

【作法】：花生 45 克洗淨，連衣皮搗碎，加入粳米 100 克，同煮為粥，待熟時加入冰糖少許，即可食用。

【功效】：《本經逢原》載：花生能健脾胃，補中益氣；落花生粥潤肺、止咳、悅脾。營養分析表明：花生仁中含有 40～50% 不飽和脂肪酸及蛋白質、澱粉、卵磷脂、多種維生素等有效成分。脾胃氣虛的人食用，煮粥時加入些許山藥；肺虛乾咳的人加入些許百合；貧血、血小板減少者食用，加入些許紅棗同煮食，效果更好。

【使用注意】：花生能潤腸通便，慢性腹瀉患者不宜吃。發霉花生因含有黃麴毒素會致癌，忌食。

3. 紅棗糯米粥

【材料】：紅棗 10 枚，糯米 100 克。

【作法】：將糯米、紅棗加水煮至軟爛即可食用。

【功效】：紅棗能養心補血、健脾益胃，含有蛋白質、脂肪、糖類、多種維生素、鐵和比一般果品多 2～12 倍的鈣和磷等物質，能增強心臟收縮力，擴張冠狀血管和抑制血小板聚集。

4. 桂圓肉粥

【材料】：龍眼乾 15 克，紅棗 5 枚，粳米 100 克。

【作法】：龍眼乾、紅棗、粳米一併煮成粥。

【功效】：桂圓能健脾補血。營養分析，含有葡萄糖、蔗糖、維生素 A 和 B、蛋白質、脂肪及鞣質。與紅棗配合，適用於心血不足的心悸、失眠、健忘、貧血、體質虛弱等的輔助治療。

5. 何首烏粥

【材料】：何首烏 30 克、粳米 100 克、紅棗 5 枚。

【作法】：何首烏加適量水煎 30 分鐘後，取藥汁，去渣，加粳米 100 克，紅棗 5 枚，同入砂鍋煮粥，即可食用。

【功效】：何首烏能補肝、益腎、養血。研究發現：何首烏中含有一定量卵磷脂，有強壯神經作用。何首烏還有抗脂質過氧化作用，能阻止細胞

受損，調節免疫系統，調節血壓、降低血脂和防治動脈粥樣硬化，延緩衰老。很多益壽古方如：七寶美髯丹、首烏延壽丹等都是以何首烏為主要成分。

6. 益氣芝麻粥

【材料】：粳米 50 克、芝麻 40 克、枸杞 15 克、冰糖適量。

【作法】：先把粳米洗淨煮成粥，洗淨的芝麻放入果汁機加水打成糊狀，再倒入粥裡拌勻至煮沸，然後加冰糖調味，起鍋前，放入枸杞略燜，即可食用。

【功效】：不僅可改善便秘，還能預防骨質疏鬆症及抗氧化。由於黑芝麻對骨質疏鬆相當有助益，除了含有亞麻油酸外，還有豐富鈣質，尤其種子有脂肪油，可治療便秘，適合老年人促進腸胃蠕動的天然食品。

【使用注意】：最好在使用前才打成粉或打成漿，否則有效成分易受空氣氧化，而失去效能。

7. 當歸燉子雞

【材料】：當歸 30 克，雞 1 隻。

【作法】：將當歸加入雞肚，放入砂鍋中，加水適量，先大火煮沸，打去浮沫，再小火煨至爛熟。

【功效】：補血益氣、和胃止痛。

8. 雙柑汁

【材料】：廣柑、橘柑各 500 克，冰糖 50 克。

【作法】：將廣柑、橘柑去皮，去核，用器具取汁液，裝入杯中。將杯中加入冰糖，拌勻即成。

【功效】：生津止渴、清心安神。

【使用注意】：脾胃虛寒者忌食用。

9. 銀耳蓮子羹

【材料】：蓮子 50 克，銀耳 30 克，冰糖 10 克。

【作法】：將蓮子、銀耳分別用清水泡軟，銀耳去蒂剪小塊。把蓮子、銀耳、

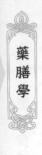

冰糖同放入碗中，加清水適量，放入電鍋，外鍋加水 1.5 杯蒸至跳起即可。

【功效】：降血壓、強心安神、滋養補虛。

10. 白蘿蔔羊肉湯

【材料】：蘿蔔 1 條、羊肉 1 斤、米酒適量。

【作法】：羊肉汆燙除去血水，撈出瀝水後放在鍋內。蘿蔔削去表皮，沖洗乾淨，切成約 3 公分的滾刀塊 (菱角塊) 待用。先將羊肉放於鍋內家米酒煮滾轉小火，煮約 30 分鐘，再放入切好的蘿蔔續煮至羊肉軟爛即可。

【功效】：補虛、清熱、消痰。

11. 茯苓燒肉丸

【材料】：茯苓 20 克、五花肉 400 克、生薑 5 克、蔥 10 克、胡椒粉 3 克，紅蘿蔔 50 克、太白粉 20 克，米酒、油、鹽皆適量。

【作法】：將生薑切片，蔥切段，胡蘿蔔切塊備用。茯苓碾成細粉，五花肉去皮，繳成碎肉，加太白粉、鹽、茯苓粉等揉成丸子形狀後，用油炸成肉丸後先將其撈起瀝油備用。留少量油於鍋內，加放入生薑、蔥爆香，隨即下入肉丸、胡蘿蔔、水、米酒，燒熟入味即可。

【功效】：滲濕利水、益脾和胃、寧心安神。適用於尿不利、水腫脹滿、痰飲咳逆、嘔吐、泄瀉、遺精、淋濁、驚悸、健忘等症。

12. 桂花核桃凍

【材料】：桂花 15 克，核桃 250 克，牛奶 100 克，冰糖適量。

【作法】：將核桃仁，加水磨成漿汁。將加入冷水適量，大火煮滾加入冰糖拌勻，將核桃仁漿汁、冰糖汁混合拌勻，放入牛奶及桂花用小火攪拌至煮沸，倒入耐熱容器中。待冷後最好放人冰箱內凍結。食用時，用刀劃成小塊，裝入盤中。

【功效】：清熱解毒、生津止渴。適用於痰熱咳喘、腎虛腰痛、腸燥便秘等症。

13. 銀杏雞丁

【材料】：雞肉 500 克、白果 (仁)200 克、蛋清 2 個、蔥段 15 克，鹽、糖、太白粉、油適量。

【作法】：將雞肉切成 1.2 公分見方的丁，放在碗內，加入蛋清、鹽、太白粉拌勻上漿。將炒鍋燒熱，放入油，待油燒微溫時，將雞丁下鍋用鍋鏟炒開，放入白果炒勻，至熟後連油倒人漏勺內瀝去油備用。原鍋留少量油，放人蔥段炒香，倒入雞丁和白果快炒後，用少量太白粉勾芡，拌勻即可起鍋裝盤。

【功效】：定痰喘、止帶濁。適用於老年咳嗽，哮喘，小便頻數及崩漏、帶下等症。

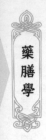

藥膳學

memo

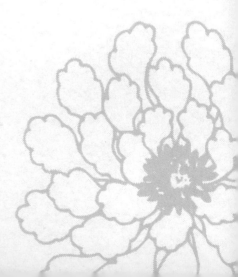

第十二章　胃腸藥膳

介紹腸胃道疾病的形成，及如何利用日常藥膳達預防與保健之效果。

第一節　常見胃腸疾病症狀表徵

	分類	表徵	調理原則
1	便秘～氣虛型	大便不硬，但大便不暢，臨廁須使力解便，便後倦怠乏力，神疲倦容，手足冰冷，畏寒喜暖，面色蒼白，舌淡，脈沉細弱或脈遲。	溫陽補氣，潤腸通便
2	潰瘍性結腸炎、慢性腹瀉～濕熱內蘊型	腹痛，腹瀉，或裏急後重，大便黏膩解不乾淨，或大便帶膿血，或發熱，口乾，舌紅，舌苔黃膩，脈滑數。	清熱化濕，清腸止瀉
3	潰瘍性結腸炎、慢性腹瀉～脾腎陽虛型	病程日久，腸鳴腹瀉多在黎明之前，腰酸膝軟，腹脹，食量少，倦怠乏力，四肢冰冷，怕冷，面色蒼白，脈細無力。	補腎健脾，固澀止瀉
4	潰瘍性結腸炎、慢性腹瀉～脾氣虛型	病情反覆發作，腸鳴腹瀉，完穀不化，腹脹，食量少，倦怠乏力，四肢冰冷，面色不華，脈緩弱。	補氣健脾，益胃和中
5	上消化道（膽、胰、空腸上段、十二指腸、胃、食道）出血～陰虛氣滯型	胃脘隱隱灼痛，連及脇下刺痛，偶見少量嘔血與黑便，時而嘈雜似饑、口乾咽燥、心悸不寧，舌紅，脈弦細。	滋陰清胃，理氣和中，止血寧絡
6	上消化道（膽、胰、空腸上段、十二指腸、胃、食道）出血～氣虛型	腹脹納呆，嘔血色黯而淡，大便漆黑稀溏，面色蒼白，倦怠乏力，頭暈心悸，舌淡，脈細弱。	補脾益氣，收澀止血
7	上消化道（膽、胰、空腸上段、十二指腸、胃、食道）出血～胃熱型	初發胃脘灼熱疼痛，嘔血，黑便，泛腐、口臭、心煩易怒，大便乾硬，小便短赤，舌紅，苔黃，脈洪數。	清胃瀉熱，止血化瘀

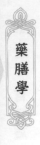

第二節　胃腸病調理藥膳

1. 補氣茶飲

【材料】：黃耆 8 錢、陳皮 2 錢、郁李仁 2 錢、生薑 3 片、蜂蜜適量。

【作法】：以適量水 (約 1000c.c.) 煮藥材，大火煮滾後轉小火續煮 20 分鐘，過濾去渣，加適量蜂蜜調味即可。

【功效】：(1) 黃耆性味甘溫，能補中益氣，固表止汗，升陽固脫。(2) 陳皮性味辛苦溫，能理氣健脾，化痰止嘔。(3) 郁李仁性味辛甘苦平，能滑腸通便，下氣利水。(4) 生薑性味辛溫，能健脾益氣，和胃止嘔。(5) 蜂蜜性味甘平，能補中益氣，潤燥通便，緩急止痛。

【注意事項】：忌生冷寒涼之物，宜選用甘溫平和之品。

2. 白頭翁苦茶

【材料】：白頭翁 3 錢、黃連 1 錢、黃芩 2 錢、葛根 2 錢半、綠茶 2 錢、冰糖適量。

【作法】：以 800c.c. 水加入白頭翁、黃連、黃芩、葛根，大火煮滾後轉小火續煮 15 分鐘熄火，再加入綠茶燜 3 分鐘，去渣取汁，最後加適量之冰糖調味即可。

【功效】：(1) 白頭翁性味苦寒，能瀉胃與大腸邪熱，常用於痢疾之治療。(2) 黃連性味苦寒，能清瀉心火與胃火，並有燥濕止瀉之功效。(3) 黃芩性味苦寒，能清熱，解毒，燥濕。(4) 葛根性味辛甘平，能發汗解熱，鎮痙，止瀉。(5) 綠茶性味辛苦涼，能清熱，止渴，利濕，止瀉。

【注意事項】：忌油膩辛辣炸烤、冰冷之物及茶、咖啡，須少量多餐，宜選易消化之物為原則。

3. 肉豆蔻蓮子粥

【材料】：肉豆蔻、補骨脂、枸杞各 2 錢，蓮子 2 兩、白飯 1 碗、紅糖適量。

【作法】：以 1500c.c. 水加入肉豆蔻、補骨脂，大火煮沸後轉小火續煮 10 分鐘，去渣取汁，再加入蓮子、枸杞、白飯煮至熟爛，再加適量之紅糖調味即可。

【功效】：(1) 肉豆蔻性味辛溫，能暖胃燥濕，澀腸止瀉。(2) 補骨脂性味辛苦大溫，能補腎陽，固下元，暖脾胃，止泄瀉。(3) 蓮子性味甘澀平，能養心益腎，補脾澀腸。(4) 枸杞性味甘溫，能滋補肝腎，益精明目。

【注意事項】：須少量多餐，忌油膩辛辣炸烤、冰冷之物及茶、咖啡，宜甘溫清淡，易消化為原則。

4. 赤小豆薏仁粥

【材料】：赤小豆 40 克，山藥 300 克，芡實、蓮子、薏仁各 32 克，紅棗 10 粒，糯米 40 克，冰糖適量。

【作法】：以 2500c.c. 水加入赤小豆、芡實、蓮子、薏仁、糯米中，大火煮滾後轉小火續煮至熟透，再加入山藥、紅棗煮至熟爛，最後加適量之冰糖調味即可。

【功效】：(1) 赤小豆性味甘酸平，能利水除濕，消腫解毒。(2) 山藥性味甘平，能健脾補肺，補腎固精，止渴，止瀉。(3) 芡實性味甘平，能健脾止瀉，固腎澀精，祛濕止帶。(4) 蓮子性味甘澀平，能養心益腎，補脾澀腸。(5) 薏仁性味甘淡涼，能健脾止瀉，利水滲濕，清肺除熱。(6) 紅棗性味甘溫，能補脾益氣，養血安神。

【注意事項】：須少量多餐，忌油膩辛辣炸烤、冰冷之物及茶、咖啡，宜甘溫清淡、易消化為原則。

5. 阿膠蓮藕羹

【材料】：黃精、阿膠各 20 克，縮砂仁 4 克，蓮藕 300 克，冰糖適量。

【作法】：將黃精、阿膠、砂仁加入 700 c.c. 水中，大火煮滾後轉小火續煮 15 分鐘，過濾去渣，以藥湯加入蓮藕煮至熟爛，加適量紅糖調味即可。

【功效】：(1) 黃精性味甘平，能補脾氣，養胃陰，潤心肺。(2) 阿膠性味甘平，能補血，滋陰，潤肺，止血。(3) 蓮藕性味甘寒，能滋陰，涼血止血，清熱潤肺。(4) 砂仁性味辛溫，能行氣寬中，可開胃醒脾，促進食慾。

【注意事項】：飲食忌辛辣燥熱之物，宜選用甘潤生津、行氣化瘀之品。

6. 黃耆補血粥

【材料】：黃耆、仙鶴草各 5 錢，黑木耳 1 兩，豬肝 2 兩，葱花、鹽適量，白

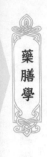

飯 1 碗。

【作法】：將黃耆、仙鶴草加入 1200 c.c. 水中，大火煮沸後轉小火續煮 20 分鐘，
過濾去藥渣以藥湯加入黑木耳、豬肝、白飯煮至熟爛，加適量鹽調
味，灑上蔥花即可。

【功效】：(1) 黃耆性味甘溫，能補中益氣，固表止汗，利水消腫。(2) 仙鶴草性味
苦澀微溫，能補血，強心，止血，止瀉。(3) 黑木耳性味甘平，能滋陰，
涼血止血，潤腸通便。(4) 豬肝性味甘苦溫，能補肝，養血，明目。

【注意事項】：忌油膩辛辣炸烤及乾燥粗硬之物，必須以少量流質食物進食，
宜選用甘溫平和之品。

7. 川七粥

【材料】：黃連、川七各 8 克，蓮藕 300 克，白飯 1 碗，鹽少許。

【作法】：將黃連、川七加入 1000c.c. 水，大火煮滾後轉小火續煮 15 分鐘，過
濾去渣，以藥湯加入蓮藕、白飯煮至熟爛，加適量調味料即可。

【功效】：(1) 黃連性味苦寒，能清瀉心胃之火，又有解毒、燥濕作用。(2) 川
七性味甘溫，能止血定痛，散瘀消腫。(3) 蓮藕性味甘寒，能滋陰，
涼血止血，清熱潤肺。

【注意事項】：飲食忌辛辣燥熱之物，宜少而清淡，宜選用甘寒涼潤之物。

第三節　胃、十二指腸潰瘍的藥膳

　　飲食原則應養成定時定量的飲食習慣，對於嚴重的病患可採少量多餐的方
式。飲食盡量選營養豐富的食物，特別含足夠蛋白質和維生素 A、B_1、C 的食物，
它能促進潰瘍面的癒合，另外可常吃牛奶和豆漿，除了補充營養外，還有中和胃
酸的作用，防止過多的胃酸刺激腸胃的潰瘍部位，若為乳糖不耐症者建議可用簡
單蘇打餅乾取代，對於會刺激胃酸分泌的濃茶、濃咖啡、香料、酒類，其他過甜、
過鹹、過酸、過辣的食物，和一些纖維質多不易消化的食物 (如：雜糧、芹菜、
竹筍、韭菜、泡菜) 都應避免食用。參考藥膳如下：

1. 馬鈴薯粥

【材料】：馬鈴薯 3 個、白米一杯。

【作法】：馬鈴薯削去皮切細，加水煮成粥每天早晨食用。

2. 韭菜牛奶汁

【材料】：韭菜 2 兩、生薑一小塊、牛奶 250c.c.。

【作法】：韭菜及生薑切碎，搗爛後以乾淨紗布擰汁取用，倒入鍋內加上牛奶小火煮沸飲用。

3. 胡椒豬肚湯

【材料】：豬肚 1 付、胡椒粒 5 錢、肉桂 2 錢。

【作法】：豬肚以明礬洗淨切小片，胡椒粒 (勿打碎) 同肉桂以小布袋包起來，豬肚同藥入內鍋加水 5 碗置電鍋外，加鍋水 3 杯，煮至開關跳起，續燜 10 分鐘，使豬肚爛即可。

4. 五香蒸肉

【材料】：五花肉半斤、五香粉 2 錢、太白粉適量。

【作法】：五花肉洗淨切塊，太白粉同五香粉攪拌均勻，五花肉沾上蒸肉粉後排列在盤子上，置電鍋上蒸熟。

5. 橄欖牛腩煲

【材料】：鹹橄欖 3 粒、牛腩 1 斤、胡蘿蔔 1 條、蒜頭 2 枚、八角 2 粒、薑片 3 片、醬油 3 大匙、糖 1 大匙、米酒 1 大匙。

【作法】：(1) 牛腩洗淨稍燙過，切成小塊狀 (約 4 公分長)，鹹橄欖用水洗過，去仔切成小片狀，胡蘿蔔切塊狀備用。(2) 鍋熱入油 2 大匙，先爆香蒜頭和薑片，加入牛腩及米酒稍炒後撈起，放入砂鍋內，加入胡蘿蔔、八角、醬油、糖和水 5 杯，大火煮滾轉小火，燜煮 1 小時至肉軟爛即可。

【功效】：健胃消食，下氣化滯。適於消化不良，食慾不振者。

6. 開胃雞片

【材料】：(1) 黨參、山楂、麥芽、穀芽各 2 錢，黃耆 3 錢；(2) 雞胸肉 6 兩；(3) 蛋黃 2 個、太白粉 6 大匙、玉米粉 2 大匙 (炸粉)；(4) 白糖 3 大匙、鹽 1/2 茶匙、白醋 1 茶匙、麻油 1 茶匙、太白粉 1 茶匙 (調味醬)。

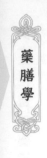

【作法】：(1) 將藥材用 2 杯水，以小火熬至剩 1 杯過濾取藥汁備用。雞胸肉去皮後切薄片，以鹽、米酒、白胡椒粉少許醃 20 分鐘備用。蛋黃打散，以醃過雞肉沾蛋黃後再沾炸粉，入油鍋以小火炸約 50 秒肉熟撈起，油鍋再以大火燒熱，再投入雞片炸 20 秒讓其皮酥，撈起置盤上。(2) 調味醬製作：熱鍋入油 1 大匙，油熱入材料 (4) 和藥汁，待汁濃稠時淋上少許熱油後，將調味醬淋在雞片上，趁熱食用。

【功效】：健脾開胃，幫助消化。適合於小兒消化不良、常腹脹氣及小兒厭食者，或大人不思飲食者。

7. 四神豬肚湯

【材料】：山藥、茯苓、蓮子、芡實、薏仁各 5 錢，豬肚 1 個、鹽少許、當歸酒 (當歸 3 錢塞入 1 瓶米酒內)。

【作法】：豬肚用麵粉和鹽清洗乾淨並用熱水燙過，同藥材一起置鍋內，加水 10 杯，小火煮約 2 小時，撈起豬肚切小塊放回鍋內再煮 10 分鐘，加鹽調味即可。(若喜食較爛者可多煮一段時間，另外藥材亦可先用水泡軟再煮)。食用時再淋上數滴的當歸酒則更香醇。

【功效】：健脾開胃，幫助消化。適合消化不良，腹脹厭食，對於小兒的食慾不振是最佳的膳食。

8. 陳皮牛肉

【材料】：陳皮 3 錢、桂皮 2 錢、牛肉 1 斤、生薑絲少許；蕃茄醬、蠔油、果糖各 1 大匙，黑醋 1 小匙，黑胡椒粉少許 (沾醬)。

【作法】：取鍋放入藥材，加入 5 杯水，大火燒開後以小火熬煮 10 分鐘後，放入牛肉煮 5 分鐘熄火繼續悶 10 分鐘，取出肉放入冰水中冰鎮。待涼，將其切片置盤上，放上薑絲。沾醬製作，取上述汆燙牛肉的湯汁 2 大匙，燒開後加入蕃茄醬、蠔油、果糖、黑醋、黑胡椒粉少許，待湯汁濃稠後熄火。

【功效】：陳皮、桂皮芳香健脾，除了增進食慾外，還有幫助消化的作用。

9. 荷葉包

【材料】：(1) 枳殼、陳皮、砂仁、丁香各 1 錢，白朮 2 錢；(2) 荷葉 2 張、糯米 1 斤、

臘肉 (或叉燒肉)5 兩、香菇 5 朵、紅蔥頭 7 粒；(3) 食用油 3 大匙、
醬油 3 大匙、胡椒 1/2 小匙、鹽 1 小匙。

【作法】：將藥材 (1) 以水 2 杯小火熬剩 1 杯備用。荷葉洗淨用水泡軟，糯米
洗淨用水泡 4 小時，肉及香菇切丁，紅蔥頭切細。燒熱油 3 大匙後
爆香紅蔥頭，後放入香菇、肉稍炒再放入糯米、醬油、味精、胡椒、
鹽炒香備用。取一個鍋子鋪上荷葉後，將炒香的糯米放入藥汁攪拌
均勻後倒入荷葉上，上面再蓋上一片荷葉，放入電鍋內，外鍋用 1
杯水蒸熟即可。

【功效】：芳香健脾，消食化積。此藥膳有清香開胃、除煩悶的作用，很適合
夏季天氣熱不思飲食，或腹脹不消食用。

10. 肉桂蝦仁

【材料】：肉桂粉 1 錢、甘草 2 錢、大草蝦 10 尾；米酒 1 小匙、太白粉 1 大匙、
鹽 1/3 小匙、蛋白 1/2 個 (醃蝦料)；玉米粉 1/2 杯、冰糖 3 大匙。

【作法】：將甘草用 1/2 杯熱水沖泡備用。大草蝦洗淨去頭殼，背部切一刀至
尾部，去腸泥後，以上述醃蝦料醃 15 分鐘。油鍋加熱，將玉米粉
用 4 大匙水調成粉漿，蝦仁沾上粉漿後，投入熱油鍋炸，炸至表皮
成金黃色，撈起濾乾油後，排於盤上。熱鍋入油 1 大匙，放入冰糖
和甘草水 2 大匙，待糖溶解且稍濃稠，撈起均勻淋在蝦仁上，再灑
上肉桂粉即可。

【功效】：溫胃散寒，調中止痛。適合慢性胃痛，胃酸過多，腹中脹痛，噯氣
吐酸等病症。

11. 花生鳳爪湯

【材料】：西洋參、川七、白及各 2 錢，雞爪 10 支、花生半斤、雞胸骨 1 付、
鹽 1 小匙、米酒 1 小匙。

【作法】：雞胸骨洗淨燙過和上述藥材置鍋內，加水 5 杯，大火燒開後轉小火
熬約 30 分鐘，過濾取湯汁備用。雞爪洗淨去腳尖余燙一下，花生
用水泡約 1 小時。取一鍋，放入雞爪和花生，倒入藥汁再加 2 杯水，
開小火煮至花生爛，加鹽和米酒即可。

【功效】：和胃調中，緩急止痛，能促進潰瘍的癒合。適於胃潰瘍和十二指腸
潰瘍的病患。

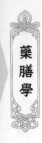

memo

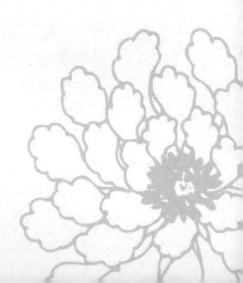

第十三章 心血管疾病藥膳

第一節 心血管疾病的藥膳

　　介紹心血管疾病的形成，及如何利用日常藥膳達預防與保健之效果。每年 11 月份以後，臺灣各地的天氣都變涼了，雖然天氣涼爽很舒適，但卻也宣告中風好發季節即將來臨，此時各大醫院的急診室多擠滿了中風患者，每位患者都需要快速處理，但是病床卻是一位難求。

　　研究發現「溫差大」是造成血壓不穩定的重要因子，此外，天氣變涼，人體會感覺需要增加更多熱能，因此，自然吃得比較多，一不小心就造成血糖或血脂升高；而年輕人眾多的外食族，飲食油膩、缺少纖維質，肥胖族群或因為天氣冷使老人家不愛活動等，都是促使中風發生的誘因。

　　以下介紹幾道藥膳及茶飲，在家即可輕鬆DIY，盼能讓您安然度過中風盛行期。

1. 開心蓮藕拌

　　【材料】：蓮藕 200 克，丹參、薑黃各 8 克，黃耆 20 克。水 2 碗、薑絲 10 克、辣椒 1 條、鹽 1/4 茶匙、糖 1 茶匙、白醋 1 茶匙、香油 1 茶匙。

　　【作法】：蓮藕洗淨，用刀刮去較黑的外皮，再切成薄片，以滾水燙，撈起加冷開水、醋，沖涼再瀝乾水分；辣椒切絲備用。藥材用水 2 碗煎成半碗取汁備用。將余燙過的蓮藕片置於盆中，加入中藥汁、薑絲、辣椒絲及鹽、糖、白醋後拌勻。最後加入香油混拌均勻即可。

　　【功效】：(1) 蓮藕味甘，性涼。煮熟後性變微溫，能清熱涼血、止血散瘀、潤肺生津，可補心益血，用於高血壓、失眠等。(2) 丹參味苦，性微寒，能袪瘀活血、涼血清心、養血安神。(3) 薑黃味苦、辛，性溫，能行氣去滯、散風活血、利膽、止血、消炎。(4) 黃耆味甘、性微溫，能補中益氣、升陽固表、利水退腫，常用於氣虛倦怠乏力、氣虛發熱。

2. 降壓排骨湯

　　【材料】：菊花、白芍、茯苓、生地各 2 錢，枸杞 3 錢，紅棗 3 ～ 5 顆，黑木耳 2 兩。排骨 4 兩、生薑 2 小片。

　　【作法】：黑木耳發好，洗淨撕片備用，排骨洗淨燙去血水備用。將上述藥材略洗，同黑木耳、排骨一同放入砂鍋煮熟，加鹽調味即可食用。

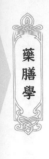

【功效】：(1) 菊花味甘、苦，性微寒，能疏風散熱、解毒、明目、鎮靜。(2) 枸杞味甘，性平，能滋補肝腎、明目、潤肺補虛，研究也顯示可降血脂。(3) 白芍味苦、酸，性微寒，能補血、和血斂陰、半降肝陽。(4) 茯苓能寧心安神，生地則可清熱涼血、養陰生津；紅棗則健胃養脾、生津益血；黑木耳則有涼血、活血、止血、健脾潤肺及滑腸降血脂作用。

3. 核桃天麻烏參湯

【材料】：核桃仁、杜仲、天麻各 5 錢，烏參半斤。薑 2 片、蔥 2 枝、鹽少許。

【作法】：把核桃仁、烏參洗淨備用。將上述藥材略洗，同核桃仁、烏參一同放入砂鍋煮熟，加鹽調味即可食用。

【功效】：(1) 核桃仁味甘、性溫，可補腎、溫肺、潤腸。(2) 杜仲味甘，性溫，可補肝腎、強筋骨、降血壓及降血脂。(3) 天麻則可用於肝陽上亢、頭目眩暈、祛風通絡，也能改善手腳發麻；而烏參則可補腎壯陰、益氣生精。這道食譜除能幫助降血壓及降血脂外，也能改善便秘。另外，對於長期高血壓致血管硬化，末梢組織麻木者，也有助血管通絡，改善末梢組織酸麻的作用。

4. 首烏降脂雞湯

【材料】：荷葉、枸杞子各 2 錢，山楂、何首烏各 3 錢。帶骨雞胸肉 1/2 隻、生薑 2 片、鹽少許。

【作法】：將帶骨雞胸肉洗淨，燙去血水備用。將上述藥材略洗，放入砂鍋加水煮出藥味後，再放入雞肉煮熟，加鹽調味即可食用。

【功效】：(1) 何首烏味苦、甘、澀，性微溫。可養血補肝、滋陰、固腎益精。(2) 山楂可消導食積、化瘀散滯、活血行氣，能有效降血脂。(3) 荷葉味苦，性平。可外發清陽，治頭風、眩暈，現代研究也可降血脂；再加上可潤肺補虛及降血脂的枸杞。這道熱湯很適合天冷愛吃補的高血脂患者食用。

5. 補虛蟲草鱸魚湯

【材料】：白芍、丹參、冬蟲夏草各 2 錢。生薑 2 片，鱸魚 1/2 隻，鹽少許。

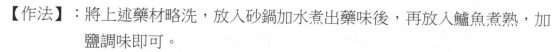

【作法】：將上述藥材略洗，放入砂鍋加水煮出藥味後，再放入鱸魚煮熟，加鹽調味即可。

【功效】：(1) 冬蟲夏草味甘，性溫，能補肺腎、定喘嗽、助腎陽，現代研究具有增加心血流量、降低膽固醇等各種功效。(2) 白芍能補血、和血斂陰、平降肝陽。(3) 丹參能袪瘀活血、涼血清心、養血安神。(4) 鱸魚味甘，性平，能益腎舒肝、補五臟、利筋骨。又其熱量低，且能提供優質蛋白質，魚肉細容易咀嚼，很適合老人及膽固醇過高者食用。

6. 強筋通絡龍骨湯

【材料】：玉竹、杜仲、桑寄生、雞血藤各 3 錢。排骨 (龍骨) 半斤，生薑 2 ～ 3 片，鹽少許。

【作法】：排骨洗淨汆燙去血水備用。將上述藥材略洗，同排骨一起入砂鍋煮熟，加鹽調味即可食用。

【功效】：(1) 杜仲味甘，性溫，可降血壓又可降血脂，為常用的固筋骨藥材。(2) 桑寄生兼具補陽及補陰，味苦、甘，性平，可補肝腎、袪風濕，常用於治療血虛。(3) 雞血藤則入肝、腎二經，主要可補血行血、通經活絡及強健筋骨，常用於血虛勞損、腰膝痠痛、手足麻木癱瘓。(4) 玉竹可滋陰生津、潤肺養胃，常被用於調理冠心病及糖尿病。本方適合體虛的心血管疾病患者食用。

7. 山藥補筋湯

【材料】：葛根、懷牛膝各 2 錢，山藥、芡實各 3 錢，薏仁 1 兩。去皮雞腿 1 隻，生薑 2 ～ 3 片，鹽少許。

【作法】：將上述藥材略洗，放入砂鍋加水煮出藥味後，再放入雞腿煮熟，加鹽調味即可。

【功效】：(1) 山藥味甘，性平，可益腎氣、強筋骨、健脾胃、止瀉痢、化痰涎、潤皮毛、治洩精健忘等。山藥兼補肺脾腎三臟，很適合慢性病患者攝食。(2) 薏仁性味甘淡微寒，能利濕、健脾、排膿、舒筋，現代研究證實具有良好的降膽固醇作用。(3) 芡實味甘、澀，性平，能健脾止瀉、補腎，補中作用帶有收澀之力，常用於脾虛患者。(4) 葛根味辛、甘，性平，入脾與胃二經，可解飢退熱、生津止渴、升

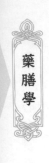

陽止瀉，常被用於平抑血糖。(5) 懷牛膝能祛瘀止痛、強筋骨、利關節及活血通經，可補肝腎、利尿、降血壓。本方適合體虛者預防缺血性中風。

第二節　心血管疾病的保健茶飲

　　將改善體質的藥材做成茶飲，讓心血管疾病患者於日常生活中飲用，就能達到長期保健的效果。針對各種可能引發中風的危險因子，藉此為大家介紹可簡易且可自行泡製的中藥茶飲，期待大家每天都能簡易做保健。

1. 降壓桑菊飲

【材料】：桑葉、杜仲、菊花各 2 錢，決明子 3 錢。

【作法】：將所有藥材洗淨，稍乾後裝入過濾袋，將藥材略微打碎。藥材包放入鍋中，加入 800c.c. 的水，水滾後轉小火再滾 5 分鐘即可熄火，待涼後飲用。若要用沖泡悶熟方式，則要用可加蓋密閉的杯子等容器，用 500c.c. 滾開水沖泡後立即蓋緊，悶泡法至少要 7 ～ 10 分鐘，藥效才會釋出。

【功效】：(1) 桑葉性寒，味苦、甘，能散風除熱，清肝明目及涼血止血，現代研究顯示有降血壓及降低血糖的作用。(2) 杜仲性溫，味甘，能補肝腎、強筋骨，降血壓及減少膽固醇吸收的作用。(3) 菊花可祛風除濕、活血止痛、健脾理氣。(4) 決明子可清肝明目，也能潤腸通便，常用於治療血管硬化及高血壓。

【備註】：此道茶飲比較涼，氣虛胃寒及易腹瀉的人不宜經常飲用。針對降血壓常見而容易取得的藥材，除了桑葉、杜仲、菊花、決明子外，還有夏枯草、鉤藤、天麻、桑寄生、懷牛膝、山楂。平常生活中，如果大家想試試不同的保健口感，也可任取 2 ～ 3 種上述有助降血壓的藥材，各用 5 ～ 15 克，泡飲。

2. 降壓減脂茶

【材料】：山楂、玉米鬚、茶樹根各 3 錢。

【作法】：所有藥材洗淨，加水 800 ～ 1000c.c.，煮滾後轉小火再滾 5 分鐘即可熄火，待涼飲用，也可加少許糖調味。(或改將所有藥材加入同

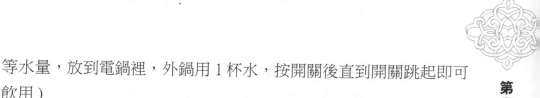

等水量，放到電鍋裡，外鍋用 1 杯水，按開關後直到開關跳起即可飲用）

【功效】：(1) 山楂味酸、甘，性微溫，常用在消導食積、化瘀散滯，但也具有補脾胃及活血行氣的作用，現代研究發現山楂降膽固醇的作用甚佳，經常被用在減肥茶飲中。(2) 玉米鬚是日常飲食中很常見的，煮玉米時大家常把玉米鬚丟棄，其實洗淨後熬煮湯汁，是很好的利尿、穩定血壓的茶飲。(3) 茶樹根味苦，性平，可活血化瘀、利尿、消脂，常用在冠心病、心律不整、高血壓性心臟病及高血脂症、肥胖等。這道茶飲不會太涼，適用體質較虛者維持血壓平穩，也有助減重。

3. 桃紅通絡飲

【材料】：西紅花 1 ～ 2 克、桃仁 8 克。

【作法】：桃仁洗淨後和西紅花一起放入過濾袋，需將桃仁捶碎，加入 800 c.c. 水煮滾後用小火再滾 5 分鐘即可。

【功效】：(1) 紅花有西紅花及川紅花，由於川紅花味道比較重，有些人覺得有點腥，因此建議選擇味道較淡的西紅花。川紅花味辛，性溫，能活血通經、散瘀止痛；而西紅花又稱番紅花，味苦、甘，性平，可活血化瘀、涼血解毒，並可解鬱安神，但因活血、破血的作用很強，再加上西紅花價格較高，所以建議用少量即可。(2) 桃仁性平，味苦，入心、肝、肺、大腸經，可破瘀行血，入大腸經還能潤燥滑腸、通便，適合高血脂又有排便問題者。(3) 高血脂者還可選用丹參、川七、赤芍、五味子、何首烏、陳皮、山楂、人參、西洋參、荷葉等藥材，比較溫和，各種體質者飲用均很安全，但選用西紅花時要注意不要過量，若有上火的情況時，則不宜使用人參，或僅使用1~2片即可。

4. 減脂美肌桃杏荷葉飲

【材料】：桃仁、杏仁、荷葉各 1 錢，薏仁 3 錢。

【作法】：所有藥材洗淨，除薏仁以外，均同放入過濾袋中稍微打碎。薏仁較難煮，可先在前一夜泡軟，或用熱水燜泡 2 小時後，放入鍋中，用

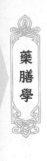

1000c.c. 水煮滾後，用小火煮半小時，之後再加入包在過濾袋的藥材一起再滾 5 分鐘，待涼即可飲用。薏仁也可拿來食用，但要煮 1～2 小時才會熟軟，水可以放多些，之後取出過濾袋的藥材，也可加適量冰糖食用。

【功效】：(1) 薏仁味甘，性微涼，歸脾、胃、肺經，可健脾胃補肺、清熱、利濕，能益肺氣，因為肺與大腸為表裡，所以也有益大腸、通便，研究顯示有很顯著的降血脂作用。(2) 杏仁味苦，性溫，能潤腸通便，這裡用的是北杏，也就是所謂的苦杏仁，苦杏仁是藥用，常用於止咳平喘，而甜杏仁一般是供食用。(3) 荷葉性平，味苦、澀，主要作用是外發清陽，對頭痛、眩暈很有幫助，夏天可避暑滌煩熱，還能沁肺悅心，消除壓力，現代常用於減重，有不錯的效果，也被發現有顯著的降血脂作用。(4) 桃仁可破瘀行血，幫助血管硬化者平日保養，同時也兼有美化皮膚的效果。

5. 參麥活力補氣茶

【材料】：粉光參、麥門冬各 2 錢，黃耆 3 錢。

【作法】：所有藥材洗淨，放入過濾袋，用 800c.c. 水煮開後關小火，再煮 5 分鐘後熄火，待涼即可飲用。

【功效】：(1) 慢性病患者久病之後，身體容易比較虛，活力不足、氣弱，不僅可能造成滯氣，也易發生血行太慢而引起血栓，造成缺血性中風或心肌缺氧，氣不足也易便秘。(2) 黃耆性溫，味甘，入脾、肺經，能補益脾胃，可補中益氣、升陽固表，主治所有元氣不足的問題，因補氣而生血，肺氣生旺則肌表固實。(3) 粉光參性涼，味苦、微甘，可補氣養陰，去虛火及生津液，治熱病傷陰及虛熱煩倦，也能鎮靜情緒、強壯體力。(4) 麥門冬性微寒，味甘、微苦，可清熱養陰、潤肺養胃，清心除煩及潤腸通便，現代研究發現可助促進胰島素功能降血糖、軟化血管及降血壓。

6. 滋陰石斛山藥飲

【材料】：石斛、茵陳各 3 錢，山藥 5 錢。

【作法】：將所有藥材洗淨剪碎放入過濾袋，用 800c.c. 水煮開後小火再煮 5 分

鐘即可。

【功效】：(1) 糖尿病是代謝性疾病，患者多半有血糖高、血脂高及血壓高的問題，因此，保健時可考慮同時配合能降血脂及降血壓的藥材。(2) 石斛宜用品質較好的霍山石斛，兼具補陽及補陰的作用，味甘、淡，性微寒，入肺、胃經，能養陰生津。(3) 山藥可健脾、補肺及固腎，現代研究發現其能降血糖及抗氧化，富含水溶性纖維，也能促進腸道蠕動。(4) 茵陳可清熱利濕、消炎利尿，常用於肝鬱血、膽石及膽囊炎，有助降低膽固醇。山藥、茯苓、天花粉、黃耆、麥門冬、天門冬、石斛、人參、西洋參，都適合糖尿病併發高血壓者，預防血管病變。

7. 蛇藥仔茶

【材料】：臭川芎 1 兩。

【作法】：將藥材洗淨，加水 2000c.c.，煮滾後轉小火再滾 20 分鐘即可熄火，待涼飲用，也可加少許糖調味。

【功效】：對於因血瘀造成中風行動不便的後遺症，本單方可作茶飲。

【備註】：臭川芎藥材是取藜科植物臭杏 *Chenopodium ambrosioides* L. 的粗莖及根入藥，也稱「蛇藥草」。其味辛、苦，性溫，能祛風除濕、殺蟲止癢、活血消腫，治頭痛、頭風、濕疹、疥癬、風濕痺痛、經閉、經痛、喉痛、跌打等。

國人愛吃補，總覺得「有病去病、沒病補身」，但有痛風、高血壓等心血管疾病的民眾，在進補前，應先評估自己的身體狀況，以免補出問題，導致舊疾復發。尤其是痛風、高血壓的民眾，在冬令進補時，一定要控制食物的攝取及選擇，因為補品多以肉類或內臟類為主要材料，這些都是高膽固醇、高普林的食物，富含飽和脂肪酸。膽固醇及飽和脂肪酸是造成心臟病、高血壓、中風、糖尿病的主因，高普林食物更是痛風的大敵，攝取過多的熱量容易導致肥胖，增加罹患前述慢性病的機率。

肉類或內臟類的食材富含蛋白質，經人體代謝後，會產生尿素、尿酸等廢物，必須經由腎臟排出，一旦民眾攝取過多，也會增加腎臟的負擔。一般建議進補時，應控制肉類攝取量，一餐不超過 70 克，以 35 克的肉來說，厚度約 0.5 公分，大

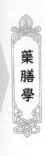

小約如男人手掌的 2/3 面積，吃肉後，少喝湯汁，尤其第一次燉起來的湯頭，不能超過半碗的量，隔餐再熬過的湯頭更為濃綢，「黑眼圈」的朋友這類的湯汁就不要再喝了。至於高血壓等心血管疾病的民眾，一餐中肉類的攝取量和痛風民眾相同，但記得湯汁中不要加鹽，把浮油撈掉後，再飲用湯汁，肥肉和皮盡量都不吃，最好搭配燙高麗菜、茼蒿等蔬菜一起食用。

第十四章　癌症藥膳

第一節　癌症的藥膳調理

　　介紹癌症的形成，及如何利用日常藥膳達預防與保健之效果。在中醫臨床癌症治療中，除應用中藥外，亦重視飲食宜忌及利用藥膳來達到防癌及抗癌的目的。照護者若能注意選擇適當的藥膳飲食調治，可以有效減輕病人之病情，緩解症狀，增強體質，防止及延緩惡化，延長生存期，甚至促進癌症的痊癒。

　　中國傳統醫學以陰陽五行、臟腑經絡、辨證論治為理論基礎，按中醫方劑學的組方原則和藥物、食物的性能選配組合烹飪，藥膳的主要功能是以藥物寒、熱、溫、涼四種不同特性來增強機體的抵抗力和免疫力，其具有養生健身、防病治病、滋補強身、延年益壽功效，可說是中國傳統醫藥知識與烹調經驗相結合，可達「藥借食力、食助藥威」的優勢。「藥膳」一詞，據說源於清代宮延內把加了中藥的食物皆統稱為「藥膳」，在此之前，皆為食養、食療等說法。所稱「膳」含義有二：一指食與藥配成膳食，故有「飲食」之意，藥僅為輔助地位，強調食物「膳」的作用。另一指「膳」為「烹調」之意。故將苦口的良藥變成可口的佳餚，須講究烹調技藝，藥食與烹調技術相結合的產物即藥膳。

　　癌症的藥膳大部份可分為兩大類，**一是補益性癌症藥膳**：此類藥膳具有治病補虛的雙重作用，用於癌症日久或因放射治療或化學治療所致體質虛弱。**一是治療性藥膳**：此類藥膳具有清熱解毒、活血化瘀及軟堅散結等作用。癌症患者的藥膳飲食提供，應根據腫瘤發生部位、臟腑、性質以及患者的體質、飲食習慣等，而遵循下列原則：

一、根據臟腑特性，辨證施膳

　　肺癌：病患體質多虛弱，正氣虛衰，運用藥膳能增加病患營養，恢復機體陰陽平衡，增強機體抗癌能力。病患多出現肺陰虧虛、熱迫血溢症狀，咳嗽痰黏，胸痛心煩，咯血低熱，舌紅少苔，脈細數。宜多食海蜇皮、荸薺、梨、花生、白木耳、香菇、甘蔗、杏仁、蓮藕、黑木耳、黃豆、燕窩、百合等滋陰清熱，化痰軟堅，涼血止血之品。

　　胃癌、食道癌：藥膳需考量扶正培本作用，因脾胃功能是維持人體生命活動的「後天之本」，營養的「生化之源」。由於腫瘤傷及脾胃使消化功能減退，造

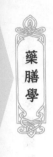

成營養障礙，藥膳能減輕及彌補「胃氣」衰敗，提升免疫力，達扶正培本作用。胃癌病患胃氣不足致納食減少，脾胃功能不佳，用膳目標是促進食慾及調整腸胃功能，其多出現濕困脾陽，胃失和降的症狀，容易噁心嘔吐，納呆腹脹，肢體困倦，舌苔濁膩，脈濡。宜多食刀豆、薏苡仁、豆芽、蓮子、藕粉、雞蛋等和胃降濁，利濕健脾之品。

腸癌：患者多出現濕熱下注，傳導失司的症狀，下痢膿血，腹痛腸鳴，大便秘結或溏瀉，舌紅苔黃膩，脈濡數。宜多食藕節、黑木耳、無花果、山藥、山楂等清熱利濕，化食導滯，健脾和胃之品。

肝癌、胰臟癌：患者多出現肝鬱氣滯，濕熱薰蒸的症狀，胸脇苦滿，腹脹不食，全身黃疸，舌紅苔濁黃，脈弦。宜多食香菇、綠豆、白木耳、蕃茄、菠菜、小白菜、紅蘿蔔、油菜等舒肝理氣，清熱利濕退黃之品。

甲狀腺癌：病患多表現津虧液耗，痰火互結的症狀，消瘦，煩躁，痰黃口乾，舌紅苔黃，脈數。宜多食紫菜、海帶、牡蠣、海蜇皮等滋陰生津，化痰軟堅之品。

鼻咽癌：病患接受放射治療時，常會有口乾舌燥、咽喉腫痛，膳食目標是生津解渴，滋陰潤燥及改善生活品質，可多服蘆根、麥門冬、蓮藕、梨子、荸薺、沙參、百合、生熟地、菊花等製成之藥膳茶飲。

二、針對具體症狀，辨證施膳

癌症病患症狀多變，病情反複，應辨證施膳。如氣滯血瘀證，腫塊堅痞，痛有定處，舌質紫暗，瘀點瘀斑，脈細澀。宜多食金針、赤小豆、山楂、猴頭菇、白木耳、黑木耳等具活血化瘀功效之品。脾腎虛寒證，口淡乏味，喜溫怕冷，精神不振，腰膝酸軟，脈微細，應選擇溫熱助陽之品。如大棗、桂圓、乾薑（老薑）、牛肉、羊肉，忌寒涼之物。氣血雙虧證，消瘦乏力，面蒼神倦，氣短心悸，動則自汗，口乾不多飲，舌質淡紅，脈細。宜多食豬肝、紅棗、黑豆、紫河車、芝麻、花生等益氣生血之品。

放射治療、化學治療是目前治療各類惡性腫瘤的主要方法之一。但其所引起的副作用，往往成為放射治療、化學治療最後失敗的主要原因。在放射治療、化學治療的同時，指導病患進行科學合理的藥膳飲食治療，會有助於減輕放射治療、化學治療的副作用，提高患者生存質量。此時主要以食慾不振，口腔潰瘍等陰虛徵候表現，可用具有清熱潤燥、補陰生血的藥膳輔助病人治療。

第二節　癌症常用藥膳

1. 利水補脾高纖粥

【材料】：大豆 1/3 杯、茯苓 15 克、薏苡仁 15 克、蓬萊米半杯。

【作法】：大豆、茯苓、薏苡仁打成細粉，與米共煮。

【功效】：(1) 茯苓味甘、淡，性平。能健脾補中，養心安神，利水滲濕。對夏日易有的小便不利，水腫脹滿，心悸失眠很有幫助，可提升人體之免疫力。(2) 薏苡仁味甘、淡，性微寒。能利尿消炎、祛風止痛、健脾止瀉。常用於脾虛腹瀉、肌肉酸痛、關節疼痛、水腫、腸癰。若要強化健脾作用，薏苡仁可以先炒香後再用。(3) 大豆具有降低膽固醇之植物性蛋白，是一種高纖食品，其中並含有和葛根鎮痛相同的化學成份，因此還有鎮痛作用。

【備註】：但本粥不適合痛風者食用，除非將本粥品之大豆減除。本粥品對癌患者的幫助是，茯苓具有提升免疫之能力，薏苡仁可止痛抗癌利尿、米粥則能補中止渴。癌症病人在接受放射線治療後，若有喉部灼熱感，以及接受化療後產生口腔潰爛現象，則宜溫冷食用。

2. 四君子粥

【材料】：黨參、白朮、茯苓各 3 錢，甘草 1 錢半，紅棗 12 粒，薑 2 片，沙拉油 1 小匙。

【作法】：(1) 米洗淨，加水二杯浸泡。(2) 黨參、白朮、甘草加水二杯及沙拉油一小杯於入電鍋，外鍋加四分之一杯水，煮至開關跳起，略冷即用漏勺漏去殘渣取其濃汁待用。(3) 茯苓洗淨、炒乾用粉碎機打成粉待用。(4) 紅棗洗淨、撥開去核。(5) 將 (1)、(2) 濃汁和茯苓粉、紅棗一併放入鍋中熬煮成粥，最後滴幾滴生薑汁，即可上桌食用。喜用甜食者可加入適量之冰糖，調成自己喜好之甜味，但切勿太甜。

3. 健胃補血八寶飯

【材料】：薏仁、白扁豆、蓮子、核桃各 10 克，桂圓 20 粒、紅棗 12 粒、山藥 (新鮮)4 兩、糯米 1 杯及適量之冰糖。

【作法】：薏仁、白扁豆、蓮子洗淨，浸泡於一杯清水中備用。核桃洗淨，放

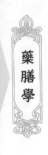

入鍋中炒至乾後，再炒熟至香。糯米洗淨放置待用。山藥削去外皮，切成小丁，略泡於鹽水中撈起待用。桂圓去核取肉，紅棗洗淨去核。糯米加薏仁、白扁豆、蓮子、山藥（丁）、桂圓、紅棗及適量的冰糖一併拌勻後，放入不鏽鋼鍋盤中或電鍋中，加入適量之水，蒸熟後，撒上炒香之核桃，放冷即可食用。

【功效】：(1) 薏仁能利水滲濕，藥理研究發現其具有清熱、排膿、健脾止瀉、鎮痛及預防癌細胞增長之作用。(2) 山藥能補脾胃、益肺腎，大量使用山藥則補脾，增加免疫、調整作用加強，可止下痢，幫助消化，薏仁亦兼具健脾止瀉，但山藥之作用較強。(3) 蓮子能清心益腎，補益脾胃止瀉，為收斂性之強壯藥。本方有此三者配合，能強化健脾止瀉作用。而新鮮山藥所含黏液質為醣蛋白，更能提升免疫。(4) 糯米之補中益氣對免疫增強有相輔相成作用。(5) 白扁豆能消暑化濕，和中健脾，對上腹絞痛，下痢之暑濕最適宜，生品是有名的芳香化濕藥，可改善下痢，但若習慣性之下痢，則宜炒後再用。(6) 核桃能補氣養血。(7) 桂圓能清心安神、補脾養血。(8) 大棗主補脾胃。本方重點在健胃補血。

4. 山藥粥

【材料】：(新鮮)山藥 4 兩，白米半杯，雞蛋 1 粒，芹菜 2 根，胡椒粉及鹽各少許，無油排骨 4 兩。

【作法】：(1) 排骨除去油脂(最好是用肋骨)，用水洗淨，再用開水燙過除去腥味，放入不銹鋼深鍋中，加水 8 杯。用大火煮沸後，改小火煮 20 分鐘，撈去排骨，作成高湯，待用。(2) 蓬萊白米半杯用水洗淨，浸泡 1 小時，濾乾水後，倒入 (1) 之高湯中，用大火煮沸，改小火煮至糊化。(3) 新鮮山藥洗淨，用不鏽鋼刀削去外皮，再用不銹鋼擦板磨成泥，徐徐加入沸騰的 (2) 鍋中，用杓子緩緩順同一方向攪拌，再加入打勻的雞蛋，然後加入少許的鹽。(4) 芹菜除去葉片洗淨，切細即台語之「芹菜珠」，放入 (3) 之鍋中，攪拌後即可關去火源，再撒入胡椒粉，即可食用。

【功效】：可恢復疲勞，是胃腸功能障礙者最適宜的粥品。

5. **冬蟲夏草排骨湯**

　　【材料】：冬蟲夏草 1 小束、枸杞 20 顆、小排骨 100 克 (選油少一點的)。

　　【作法】：材料全部放入鍋中，以水蓋過食藥材，放到電鍋裡，外鍋用 1 杯水，
　　　　　　　按開關後直到開關跳起即可食用。

　　【功效】：(1) 冬蟲夏草具鎮痛能力，可提升免疫能力。(2) 枸杞富含豐富維他
　　　　　　　命 A，具抗癌功效。本湯品能滋陰滋補，適合鼻咽癌患者接受放射
　　　　　　　線治療後食用。

6. **生脈湯**

　　【材料】：吉林參 6 克、五味子 5 克、麥門冬 12 克、尾冬骨 (豬腦、脊髓或里
　　　　　　　肌肉 2 兩)

　　【作法】：材料全部放入鍋中，以水蓋過食藥材，放到電鍋裡，外鍋用 1 杯水，
　　　　　　　按開關後直到開關跳起即可食用。

　　【功效】：(1) 吉林參能大補元氣。(2) 麥門冬能滋陰生津。(3) 五味子能收斂。
　　　　　　　本方為中藥生脈散之方，對虛弱多汗的人適用。

7. **鱸魚湯**

　　【材料】：黃耆 10 克、鱸魚 1 條。

　　【作法】：材料全部放入鍋中，以水蓋過食藥材，放到電鍋裡，外鍋用 1 杯水，
　　　　　　　按開關後直到開關跳起即可食用。

　　【功效】：(1) 鱸魚可增加人體抵抗力。(2) 黃耆務必使用「白皮耆」，才能發
　　　　　　　揮補氣作用，以促進白血球吞噬細菌之能力。

8. **清涼燉雞**

　　【材料】：菊花 10 朵、大棗 12 粒、枸杞子 10 克、百合 20 克、土雞半隻。

　　【作法】：菊花掏除雜質、花柄，待用。大棗洗淨去核。百合除去黑色之物及
　　　　　　　雜質，泡於清水。將土雞半隻，去毛、洗淨後，用開水燙除腥味，
　　　　　　　放入瓷燉器中，再將百合、大棗、枸杞子、菊花一起加入，加水淹
　　　　　　　蓋材料。放入電鍋中，外鍋加水四分之三杯水，煮至開關跳開，略
　　　　　　　冷即可食用。

　　【功效】：(1) 菊花味甘、苦，性微寒，能疏散風熱、明目、平肝火、清熱解毒。

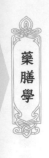

藥理研究證實具有降壓作用。(2) 大棗 (即紅棗) 味甘，性溫，含有棗酸、單寧酸、蛋白質、維他命 C、鈣質及脂肪，能補脾胃、安神及緩和藥性。但大棗吃多易有脹滿感，因此胃腸脹者可加入一片薑母。若要增強補益也可將其改為黑棗。(3) 百合味甘，性微寒，能滋肺止咳、寧心安神，尤其適合夏日吹冷氣或因空氣污染所致呼吸道乾燥、慢性咳嗽者。(4) 枸杞子味甘，性平，含有維他命 A、B、D、鈣、鐵及維他命 A 之前驅物。具有保肝、明目作用，為眼科常用藥材，特別是配合菊花可加強其明目效果。

【備註】：將菊花 3～5 朵加 20 粒枸杞子沖茶飲用，即成有名的「清肝明目茶」。

9. 雙冬煲

【材料】：天門冬、麥門冬、川貝、枸杞子、黨參各 10 克，百合 20 克，大棗 12 粒，腐竹皮 4 兩、香菇 4 朵、薑 2 片、胡蘿蔔 2 兩、香菜、香麻油、鹽、醬油、太白粉少許。

【作法】：天門冬切成薄片，麥門冬洗淨對切除去心，貝母用刀背壓碎，百合洗淨排除破碎及不結物和烘焦者，洗淨後放入清水中浸泡。大棗漂淨，若保存不當有黴則不能用，除去果核備用。香菇洗淨後，除去蒂頭，用刀切成四片，加少許之香麻油、醬油、太白粉攪搓均勻，待味道滲入，放入沙拉油之油鍋中炸至金黃色，撈起待用。胡蘿蔔切成花片。香菜洗淨。腐竹用水洗淨，切成小片或手撕片。將天門冬、麥門冬、黨參、百合、貝母一起放入砂鍋中，加 5 杯水，先用大火煮沸後，改用小火慢煮至百合熟爛，再加入腐竹、香菇、大棗、枸杞子，以小火煮至大棗香味溢出，且大棗飽滿充水為止，加少許之鹽和香菜，即可食用。

【功效】：本道藥膳適合癌症病人夏日滋補，能退火而不傷身。天門冬味甘、苦，性大寒，能滋陰潤燥、清熱化痰，特別對陰虛火旺老人之咳嗽，或肺功能虛弱者 (例如：老人慢性支氣管炎、肺結核以及肺癌者) 之咳嗽，或黏痰、不易咳出，身體又微熱的人，天門冬都有清熱滋潤作用，但其性屬寒，因此可配合補氣的黨參及大棗來緩和其作用。麥門冬味甘、微苦，性微寒，和天門冬相似，能潤燥生津、化

痰止咳，兩者合用相得益彰。但麥門冬之清肺潤燥力較強，天門冬滋補肺腎之力較強。本品對癌症病患經放射線治療所引起之口乾，能幫助減低口乾感覺。

【備註】：豆腐皮又稱「腐竹(皮)」，是煮沸豆漿表面凝固的薄膜，可鮮吃或曬乾後吃，是東亞地區常見的食物原料。「豆腐皮」一詞最早出現在李時珍《本草綱目》中，李時珍說，將豆漿加熱時，表面出現一層膜，將膜取出，乾燥後即得豆腐皮。

10. 芝麻萵苣香

【材料】：茼蒿半斤、黑芝麻一匙、醬油、香麻油適量。

【作法】：將茼蒿去根蒂，取其嫩葉洗滌乾淨，於勺中瀝乾。芝麻放入鍋中爆香後，用匙子壓碎，撈起待用。水煮沸，放入洗淨之茼蒿氽燙，即刻撈起，瀝乾加入半小匙香麻油，一小匙醬油拌勻，最後撒上一匙香芝麻粒，即可上桌食用。

【功效】：維他命 A 有預防癌症之效，對已罹患癌症之病患也是很適合之食膳。本道藥膳材料茼蒿、芝麻皆含豐富維他命 A、B 群成分，一般黑芝麻和白芝麻香味相同，但一般認為黑芝麻所含之成分均優於白芝麻。

11. 茼蒿拌五香豆乾

【材料】：茼蒿半斤、五香豆乾 4 兩、香麻油、醬油。

【作法】：茼蒿只採集葉部份，洗淨後瀝乾。五香豆乾洗淨後，用刀切成細小丁塊，放入沸水中燙煮撈起，加入一小匙之香麻油，一匙之醬油拌勻。茼蒿用耐熱保鮮膜包好放入微波爐中，加熱 4 分鐘。取出，壓去水分後，切成細碎，再倒入豆乾中混合拌勻，即可上桌食用。

【功效】：茼蒿富含維他命 A，豆乾含植物性蛋白，對已罹患癌症之病患是很適合的食材。

12. 胡蘿蔔炒香菇

【材料】：胡蘿蔔、(新鮮)香菇各半斤，香麻油、太白粉、沙拉油、西洋香菜各適量。

【作法】：香菇洗淨後，泡於清水中，使其吸水變軟後，切成細絲，加入少許

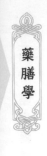

之醬油、香麻油、太白粉，拌勻放置待用。胡蘿蔔洗淨，削去外皮，切成細絲。西洋香菜洗淨，切成細塊。鍋中放入一匙沙拉油，先將香菇放入爆香之後，再放入胡蘿蔔絲一起炒，蓋上鍋蓋，改用小火，悶煮爛熟後，加少許之鹽調味，放入盤中，上面撒上西洋香菜即可上桌食用。

【功效】：胡蘿蔔富含維他命 A，維他命 A 為油溶性維他命，因此用油炒，方可將維他命 A 溶出。西洋香菜亦含豐富之維他命 A，也是適合罹患癌症病患之食材。

根據現代研究顯示腫瘤的預防方法，包括：增強免疫力、提高 T cell 消滅癌細胞功能。也發現 (1) 維他命 A：能保護視覺、防止上皮細胞乾燥及角質化、具皮膚黏膜的保護作用。因此可預防腸胃、咽喉之感染。(2) 維他命 D：能抑制腫癌。(3) 維他命 E：能防止過氧化脂質之生成、防止老化。

因此，癌症病患的日常膳食原則建議：(1) 飲食多樣化，勿偏食。(2) 不吸煙，少飲酒 (減低肺癌、胃癌、肝癌的發生)。(3) 適量食用含維他命 A、C、E 之食品。(4) 飲食中少放鹽 (減低食道癌的發生)。(5) 不吃燒焦，發霉食品 (黃麴毒素為強烈致癌物)。(6) 少吃燻製食品 (含亞硝酸胺致癌物)。(7) 不吃過燙食物 (減低食道癌的發生)。(8) 不過度曝曬，避免放射線照射 (減低皮膚癌的發生)。在食材選用方面，僅可能吃蘑菇、動物肝臟、含維他命 A 食物、大蒜、豆芽、新鮮蔬菜、茶、牛奶、蜂蜜、羊乳等。

而對放射治療及化學治療病患的飲食治療，除了前述以外，一般應分期進行，辨證施膳才能達更精準的保健，即分為放化療前、放化療期間、放化療後三期，結合病患病情、症狀、體質等情況因證施膳。

(一) 放化療前

放化療的效果和病人體質的強弱、營養狀況好壞有明顯關係。營養不好，體質較差時化療效果就會差，而副作用的反應也會大。此階段藥膳施行的原則是增強體質，增加營養，主要是蛋白質，為下階段的化療做好生理和心理的準備。具有滋陰生血的藥膳較適合放化療的病患，應以補益為原則，宜選用能補益氣血，健脾補腎的食品，如紅棗、山藥、芝麻、龍眼、菠菜、雞、鴨、豬肉、牛肉、魚、豆製品、蛋、奶類等。另外可用黃耆、人參、當歸、枸杞等藥材。

(二) 放化療期間

放化療在中醫認為是一種強烈的攻邪手段作用於人體，造成體內氣血受損，臟腑功能失調，出現不同程度的副作用。在放化療期間，藥膳食療首先要加強營養，補充足量的蛋白質及一定量的醣、脂肪、維生素等以保持身體熱量的供應和需要；其次要著重於減輕或控制放化療的副作用，以確保放化療完成療程。針對放化療中常見的主要不良反應，分別介紹食療方法如下：(1) 消化在放化療期間常出現胃脘痞悶，食慾減退，噁心，嘔吐，腹瀉等脾胃不運症狀。宜食易消化食物，主食以流體或半流體為主，忌食生冷瓜果及厚味肥膩之物。烹飪的色、香、味、形，以改善口味，增加食慾為目標。食療可用：(a) 參片 5 克，白米 70 克煮粥，作早餐食用，能健脾益氣。(b) 黃耆 50 克，山藥 30 克，雞內金 10 克，白米 100 克煮粥，作早餐食用，能健脾、和胃、消食。(c) 橘皮 10 克，紅棗 10 顆共煮，代茶頻服，能健脾，助消化。癌症病患在化療期間易有食慾不振、胃脘飽脹、噁心嘔吐、頭暈肢軟等腸胃症狀，此時中醫治療應以「健脾和胃法」，可多服山藥、麥芽、陳皮、山楂等藥材。(2) 在放化療過程中白血球和血小板下降，骨髓抑制出現頭昏，倦怠乏力，心慌氣短脫髮等全身衰弱、氣血不足表現。宜多食能供給足夠造血原料，供給高蛋白和富含鐵質食物，如豬肝、瘦肉、魚、菠菜、金針、桂圓等。食療可用桂圓 15 克、紅棗 10 枚，粳米 100 克煮粥，早餐食用。能補益心脾，養血安神益五臟。(3) 放化療中出現發熱等炎症反應，口渴引飲、口腔炎、口腔潰瘍、納差，胃脘灼熱，便秘尿黃、舌紅、無苔等熱毒傷陰，津液耗損表現。忌食辛辣及煎、炒、炸類食品，多食新鮮蔬菜、水果等高維生素食品。食療可用梨汁、藕汁、鮮蘆根汁、荸薺汁、麥冬汁和勻，涼飲或燉後溫飲，能清熱、生津止渴。

（三）放化療後

放化療後的藥膳飲食應著眼於促進人體正氣的恢復和鞏固療效，防止腫瘤的復發和擴散兩方面，經過放化療的強烈作用，人體存在著不同程度氣血不足、脾胃失調、肝腎虧損的表現。藥膳可根據病人情況分別選用具有益氣、補血、滋陰、溫陽作用的食品或藥品，要加強營養，蛋白質、糖、脂肪要搭配合理。多吃新鮮蔬菜、水果，少吃醃、薰、炸、烤食物，不吃黴變食品。也可依病人口味選擇食用大蒜、洋蔥、茄子、蘿蔔、芹菜、豆腐、茭白筍、香菇、蘑菇、猴頭菇、木耳、海蜇、海帶、海參、紫菜、帶魚等。又放射治療後會出現津虧液耗、口乾唇燥、舌紅少苔、脈細數等症。宜多吃滋陰生津甘涼食品，如梨汁、西瓜、荸薺等。

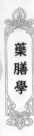

藥膳學

memo

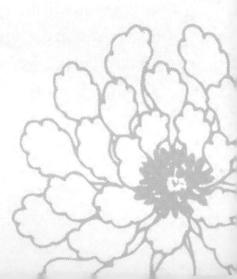

第十五章　肝病藥膳

第一節　肝病的藥膳調理

　　介紹肝病的形成，及如何利用日常藥膳達預防與保健之效果。據估計在臺灣地區每年約有五千人死於肝癌，而每年死於肝硬化者約有四千人之多；在衛生署的十大死因統計中，因慢性肝病、肝硬化及肝癌死亡者，更是榜上有名。

倦怠與肝病

　　倦怠是指病人四肢無力，周身亦無力，或腰膝酸軟，懶言少動等一系列自覺症狀。當長期工作超時，使休息的時間減少，造成疲勞的累積，這是肝病早期的警訊，在中醫生理病理看來，這不但會影響肝的功能，而且也會影響脾胃的運作及造成腎虛無力，以上種種都可以使人體耐受疲勞的能力減低，而出現倦怠的症狀。肝病的任何階段幾乎都可出現疲勞和乏力，只是在輕重程度和表現特點上有所不同而已。因此，在臨床上切忌一見倦怠就妄投補藥，反而會使病情加重。

　　通常倦怠的表現多呈「氣虛」，包括全身倦怠，肢體無力，不耐勞動，動則氣喘，心悸，精神不支，且自汗多，容易受涼等表現。但若還見肢體酸脹或關節疼痛不適，而且休息後疲勞反而加重，卻於散步或稍運動後反感輕快舒暢，這是肝性疲勞的特點，在西醫驗血上是看不出異常的，而中醫可用疏肝氣的藥物，如柴胡疏肝散來減少肝性疲勞。

　　若不去理會，使病情加重，除了倦怠外，也會產生頭暈視物昏花，下肢有似痛非痛、似麻非麻，甚至出現抽筋拘急等。這是因病久造成肝血虧耗，而出現血虛乏力。再久則會出現血流不暢，筋骨酸痛，及全身無力感。再用活血化瘀的中藥方，可改善肝臟血流量及減輕其他症狀。

　　肝病久了便會秧及腎，除了有倦怠外，腰膝酸軟明顯，甚則容易抽筋，入夜加重，且兼有頭暈耳鳴，眼睛乾澀等症狀，造成肝腎合病的結局。中醫治療原則以滋肝補腎為主，滋補肝腎的方藥很多，藥味應用也較廣泛，臨床上多採歸芍地黃湯為主，平時長服黑芝麻、何首烏等，這類方藥既養肝血，又填腎精，為補肝填腎之佳品，常服往往可收良效。

　　如果已經患有急慢性肝炎的活動期，在驗血的數據上有明顯的變化，常會出現肢體困倦乏力，沉重酸楚，頭重如裹，甚至關節疼痛，兼小便黃赤，大便黏膩，

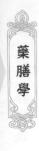

噁心欲嘔等症狀。中醫認為是一種濕熱病，簡單而言，是一種發炎的反應及水份的滯留所產生的疾病，由於飲食不節，嗜酒過度，濕熱內生，或遭受病毒內侵，所造成濕熱為患，妨礙氣血津液的運送，產生了上述的病症，臨床上多採龍膽瀉肝湯為主。下面提供給大家一些養肝的藥膳及調養之飲品：

1. 玫瑰參香茶

【材料】：玫瑰花、西洋參、黃香(指松脂或松香)、枸杞子、(去子)紅棗各4克。

【作法】：以1000c.c.水煎至500c.c.，再加入少許冰糖即可飲用。

【功效】：保肝、強肝、激活肝臟細胞。

2. 雙耳粥

【材料】：黑木耳、白木耳各5克，(去子)紅棗5枚，白米80克。

【作法】：將上述材料各洗淨後，加水適量，放入鍋內燉熟，再加入冰糖即成。

【功效】：滋陰補肝，對於肝陰不足，五心煩熱有效，對更年期之潮熱也有一定的效果。

3. 芹菜蜜汁

【材料】：芹菜適量。

【作法】：以新鮮芹菜洗淨切碎，放入果菜機攪碎取汁，加蜂蜜燉熱，溫服，每日一次。

【功效】：清熱解毒，養肝滋陰。

　　肝經時辰為1～3點(丑時)，睡前喝杯牛奶，對肝不無小補，也有助睡眠。習慣熬夜、情志抑鬱、營養不足、酗酒過度、長期失眠、運動不足的人，皆有很大機會得到肝病。氣功鍛練，對疏泄肝氣、調暢氣機、平抑肝陽、通利沖任脈有很大幫助。一般而言，肝氣易鬱、易結、易逆、善怒，情緒易動、易躁，肝陽易亢，通過練功放鬆機體，思想平靜，情緒安寧，心情舒暢，就能達到肝氣舒和條達的目的，不致橫逆克土(指脾胃疾病)，也可使上亢之肝陽(高血壓)自潛，肝火自降，陰陽平衡，其身自安。最後，我們需強調長期超時工作，就會出現肝損傷初期的「倦怠」症狀，此時在肝功能的檢測未必會有異常，若能及早用中藥調理，便可對「倦怠」症狀有明顯的改善，也可防止肝病或其他因身體虛弱而造成的病症，以保有健康的身心。當然，正常規律的生活及運動，一定是比中藥更好的良藥。

第二節　肝病飲食及常用藥膳

一、肝炎飲食原則：

　　以病毒性肝炎為例，以 A 型、B 型、C 型肝炎病毒導致的肝炎最常見。日常飲食調養原則如下：

　　(1) 宜採清淡、少油之均衡飲食。

　　(2) 補充維生素攝取，多吃新鮮蔬果。

　　(3) 少吃辛辣、刺激性的食物。

　　(4) 養成良好的個人及飲食衛生習慣。

　　(5) 禁飲含酒精的飲料。

　　(6) 避免食用罐頭及人工合成食品。

　　(7) 宜少量多餐，勿暴飲暴食。

　　(8) 少吃致癌物質，例如：發霉、燻烤、醃製、燒臘等食品。

　　(9) 正常的生活作息。

　　(10) 勿亂服用成藥，以免增加肝臟負擔。

二、肝炎常用藥膳：

　　肝炎病人的食療宜採三高一低的飲食方法，就是吃高熱量、高蛋白質、高糖分、低脂肪的食物。平常可選擇的食物有豬、牛瘦肉、雞肉、新鮮魚肉、蝦、貝類、甲魚 (指鱉)、蛋清、脫脂牛奶、優格、豆類製品等都是不錯的食物，以少油膩為主。可用藥膳如下：

1. 雙冬蛤蜊湯

　　【材料】：麥門冬、天門冬各 3 錢，紅棗 (去子) 適量。綠竹筍 2 支、蛤蜊半斤。生薑 2 片、鹽少許。

　　【作法】：將藥材置鍋內，加水 2 杯，燒開後以小火熬約 20 分鐘過濾取湯汁備用。綠竹筍處理後切片，蛤蜊吐沙後洗淨一起置鍋內，放入上述湯汁後，再加 3 杯的水和生薑片，放電鍋內蒸熟即成。加鹽少許調味。

　　【功效】：養陰清肝，潤腸通便。

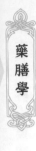

2. 養肝海鮮煲

【材料】：甘草 1 錢，白朮、茯苓、西洋參、北茵陳各 2 錢。豆漿 3 杯、蛤蜊半斤、生干貝 6 粒、草蝦 6 隻、金針菇 2 兩、胡蘿蔔 3～4 片、青江菜 3 顆、大白菜 1/3 顆。鹽 2 小匙，麻油、糖各 1 大匙，生薑 2 片、蔥 1 支、冬菜少許。

【作法】：將藥材置鍋內，加水 2 杯，燒開後以小火熬至剩 1 杯，過濾取湯汁備用。取一瓦鍋，放入麻油爆香蔥、薑，倒入豆漿和藥汁，先放大白菜煮軟後，再放入蛤蜊、干貝、草蝦、金針菇、胡蘿蔔、青江菜、鹽、糖煮熟，最後再放入冬菜 (切細)。

【功效】：清熱利濕，清肝利膽，適合慢性肝炎及膽囊炎的病患。

3. 干貝蘿蔔清湯

【材料】：當歸 1 錢，沙參、麥門冬各 3 錢，枸杞 5 錢。生干貝 4 兩、白蘿蔔 1 支 (約 1 斤重)、胡蘿蔔 1 支、雞胸骨 1 付、鹽少許。

【作法】：雞胸骨洗淨燙過和上述藥材置鍋內，加水 5 杯，燒開後改以小火熬約 30 分鐘後過濾取湯汁備用。生干貝洗淨，每個切成 4 小塊，白蘿蔔切塊，胡蘿蔔切小塊，一起放入小瓦鍋內，倒入上述藥汁加適量的水以醃食物。瓦鍋加蓋入電鍋以 2 杯水蒸熟加鹽即可。

【功效】：滋陰保肝，適合脂肪肝、慢性肝炎等病患。對於健康的人食用，能預防高血壓、動脈硬化。

4. 養肝湯

【材料】：當歸、西洋參各 1 錢，枸杞、麥門冬、黃耆各 3 錢。生干貝 6 兩、白蘿蔔 1 支 (約 1 斤重)、雞胸骨 1 付、鹽少許。

【作法】：雞胸骨洗淨燙過和上述藥材 (枸杞除外) 置鍋內，加水 5 杯，燒開後改以小火熬約 40 分鐘後過濾取湯汁備用。生干貝洗淨，白蘿蔔去皮切塊，一起放入小瓦鍋內，倒入上述藥汁和枸杞，並加適量的水以淹過食物為度。瓦鍋加蓋入電鍋以 2 杯水蒸熟加鹽即可。

【功效】：保肝潤肺，除了養肝的功效外，還能增強呼吸道的抗病能力，是春天的養生佳品，適合脂肪肝或慢性肝炎病患，另外還能預防高血壓

和防止動脈硬化。

5. 自製龜苓糕

【材料】：薄荷、北茵陳、金銀花、咸豐草各 1 錢，茯苓、龜板各 3 錢，生地 5 錢，枸杞 10 錢。冰糖 1 大杯，果膠 3 大匙，水 1/2 杯。

【作法】：將藥材 (薄荷除外) 置鍋內，加水 8 杯，燒開後以小火熬至剩 4 杯，放入薄荷，約 10 分鐘後過濾取湯汁備用。取果膠加水 1/2 杯調勻。取一鍋子，倒入藥汁和冰糖，糖煮溶化後熄火，倒入上之果膠拌勻，倒在模型上，待涼結成凍即可。

【功效】：益氣養陰，清熱解毒，適合經常熬夜或因工作忙碌容易火氣大者食用。

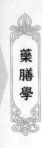

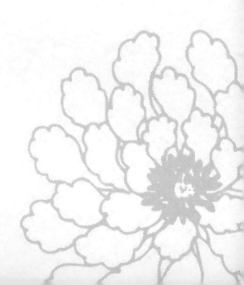

第十六章　高血脂藥膳

第一節　高血脂簡介

　　介紹高血脂疾病的形成，及如何利用日常藥膳達預防與保健之效果。血液中一種或多種脂質成份異常增高即可發生高血脂症。發病原因有遺傳因素、環境因素、飲食不當（尤其是高脂肪膳食）、吸煙等，此外糖尿病、肥胖症、胰腺炎以及肝、膽和腎臟等疾病也是高血脂發生的誘因。高血脂很容易導致動脈粥樣硬化和冠狀動脈粥樣硬化性心臟病，後者引起的死亡率通常較高。

　　血漿中的脂質主要包括三酸甘油酯、膽固醇、膽固醇酯、磷脂和游離脂肪酸等。脂質難溶於水，血漿中的脂質與載脂蛋白 (Apoprotein，簡稱 Apo) 結合可形成水溶性複合體，即血漿脂蛋白。「脂質」是人體內的重要物質，包括各種脂肪酸、三酸甘油酯、磷脂、類固醇等。脂質是非水溶性的，必須與載脂蛋白結合形成脂蛋白，才能溶於體液中。脂蛋白中的脂質主要是膽固醇 (TC)、低密度脂蛋白 (LDL)、極低密度脂蛋白 (VLDL)、高密度脂蛋白 (HDL) 和三酸甘油酯 (TG) 等，上述各項中有一項或一項以上不正常即為血脂異常。其中低密度脂蛋白能沉積於血管壁上，並產稱斑塊，使動脈發生粥樣硬化，從而阻礙血液向身體各部位運送營養物質，進而導致冠心病、心肌缺血以及中風，甚至死亡。而高密度脂蛋白則能清除血管內沉積的膽固醇，對人體有益。

　　當人體進食大量飽和脂肪（三酸甘油酯）及高膽固醇食物，或身體產生過量的膽固醇，就會使血液中膽固醇和三酸甘油酯的含量過高，形成高膽固醇血症和高三酸甘油酯血脂症，從而引發一系列心腦血管病症。從正常的動脈到無症狀的動脈粥樣硬化、動脈狹窄，是一個非常漫長的過程，往往需要十餘年到二十餘年的時間。而從無症狀的動脈粥樣硬化到引發心腦血管疾病（如心臟病或中風），卻只需要短短幾分鐘。因此，預防心腦血管意外必須從早期著手，做到防重於治。動脈粥樣硬化由許多因素促成，其中最重要的危險因素是高血脂即血清膽固醇和三酸甘油酯濃度的升高，如果合併有高血壓、吸煙、糖尿病等，則患病危險性還會成倍增加。

　　長期高血脂（高膽固醇、高三酸甘油酯、高低密度脂蛋白膽固醇等）是動脈粥樣硬化的基礎。脂質過多沉積於血管壁後，可形成的血栓，導致血管狹窄、閉塞。血栓表面的拴子也可脫落而阻塞遠端動脈。因此，「高血脂」是缺血性中風

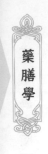

的主要原因。另一方面，高血脂也可加重高血壓，在高血壓動脈硬化的基礎上，血管壁變脆而容易破裂，故高血脂也是出血性中風的危險因素之一。

第二節　高血脂與膳食營養

一、碳水化合物

　　肥胖可導致高血脂，肥胖者血漿中的甘油三酯含量一般都比較高，但血清膽固醇含量並不一定升高。碳水化合物是人體熱能的主要來源，限制碳水化合物的攝入量對減少肥胖的發生和防止血脂升高是一項有效的措施。碳水化合物在代謝過程中分解成葡萄糖後轉運到全身組織器官以供給熱能。多餘的葡萄糖在肝臟中可轉化成三酸甘油酯，是血脂的主要組成部分。體內碳水化合物和脂類利用能力下降時，會導致血漿中三酸甘油酯升高，也會發生血凝過快和心絞痛等病症。這些代謝紊亂症狀有可能用含鉻的葡萄糖耐受因子 (GTF，英文全稱 Glucose tolerance factor) 通過提高胰島素的效能得到部分校正。若長期食用精製糖 (純蔗糖)、白麵粉和其他高度精製的碳水化合物食品，將會耗盡體內儲存的鉻而可能失去這一校正作用。因為食物中的碳水化合物會使體內儲存的鉻排出量升高；另外在這些食品精製加工中，丟掉了所含的鉻。簡單的糖 (如蔗糖、果糖等) 比多糖更容易使血清三酸甘油酯含量增高。一般主張由碳水化合物所供給的熱量佔總熱量的 60 ～ 65% 為佳。

二、脂肪

　　流行病學調查發現，脂肪佔總熱能攝入量 40% 以上的地區高血脂發病率明顯高於脂肪攝入量低的地區。一般認為膳食脂肪控制在總熱能的 30% 以下較為適宜。膳食脂肪種類對血脂影響非常大。存在於食品中的多不飽和脂肪酸主要是亞油酸，亞油酸和 α- 亞麻酸是人體必需的兩個脂肪酸。多不飽和脂肪酸是人類膳食的重要成分，不但在視網膜和大腦的結構膜中起重要作用，而且在花生四烯酸的代謝中也具有重要的調節作用。植物脂肪含有豐富的多不飽和脂肪酸，它可使血清膽固醇含量降低，對改善血小板功能及血液凝固狀態也有益處。動物脂肪中含飽和脂肪酸較多，它可提高肝臟合成膽固醇的速度，增加血清膽固醇的濃度。膳食中多不飽和脂肪酸與飽和脂肪酸之比控制在 1 ～ 1.5 較為理想。魚富含不飽和脂肪酸，能降低血膽固醇和三酸甘油酯，升高高密度脂蛋白，抑制血小板凝集，

防止動脈硬化。尤其是海魚，因富含二十碳五烯酸和二十二碳六烯酸，降脂作用更好，生活在北極的愛斯基摩人因大量食用海魚，幾乎無人罹患動脈粥樣硬化性心臟病。

三、蛋白質

蛋白質與脂質代謝的關係至今尚未被完全闡明，但大量報告顯示食用植物蛋白多的地區，高血脂的發病率比食用動物蛋白多的地區低。豆製品不含膽固醇，含有的植物固醇能阻止腸道吸收食物中的膽固醇；含有的卵磷脂能阻止膽固醇沈積在血管壁上形成動脈粥樣硬化斑塊；含有的大豆蛋白又能顯著降低血清總膽固醇、低密度脂蛋白和三酸甘油酯，這項可能與其所含的氨基酸有關。依上述基礎建議可多吃植物蛋白，尤其是含大豆蛋白食品，如豆漿、豆腐、腐竹等。

四、膳食纖維

食品中的膳食纖維可降低血清膽固醇水平，這是因為：(1) 膳食纖維可增加食物黏度，使膽固醇不易達消化道黏膜而減少了其被小腸上皮細胞的吸收。(2) 膽固醇能與膳食纖維結合或包裹在膳食纖維分子內，消化道表面的膳食纖維可能還干預膠態分子團的形成，阻止膽固醇的乳化作用，這樣便可增加膽固醇從糞便中的排出量。(3) 膳食纖維還可與膽固醇的轉化物膽酸在小腸內結合，促使其隨糞便排出體外，這個過程阻礙了膽酸的腸肝循環，結果進入肝臟的膽酸數量減少，從而促進了膽固醇的代謝。(4) 膳食纖維還能在結腸內發酵產生短鏈脂肪酸，其中有些可經門靜脈進入肝臟，對肝臟合成膽固醇有一定阻礙作用。蕎麥、燕麥含有豐富的可溶性纖維，能抑制小腸對膽固醇的吸收，降低血膽固醇。據研究，血膽固醇高的人每天吃 100 克燕麥片，數周後血膽固醇可降低 5%。蔬果中的纖維素含量也多，攝入一定量纖維素，可降低血液中膽固醇。

五、維生素

目前研究較多的有維生素 C、B 族維生素和維生素 E。維生素 C 在維持血管壁的完整性和正常脂肪代謝中起著主要作用。大劑量維生素 C 對治療高膽固醇血症有一定的效果，並對肝臟和腎臟的脂肪浸潤有不同程度的保護作用。B 族維生素對於改善心肌功能和擴張血管有一定作用。機體在維生素 B_6 存在的情況下，能將亞油酸轉變為多不飽和脂肪酸。維生素 B_{12}、煙酸等對降血脂、防治冠心病有輔助作用。維生素 E 具有明顯的抗氧化、抗衰老作用，但是否具有降血脂和提高高

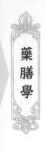

密度脂蛋白膽固醇含量的作用還沒有充分的根據。補充維生素可防止膳食中不飽和脂肪酸發生氧化。

六、礦物元素

　　礦物元素對保護和調節心血管系統的功能具有重要作用，也與心血管疾病的發生有密切關係。關於礦物元素對血脂及心血管疾病的影響已引起越來越多的研究者重視。碘可抑制膽固醇在腸道的吸收和在動脈壁上的沉著。多吃富含碘的海產品，如：海帶、紫菜等對有高血脂傾向的人是有利的。鉻能夠降低血清膽固醇。鋅有利於脂質代謝。鋅缺乏時，血漿中的游離脂肪酸可升高，並能促進動脈粥樣硬化的發生。鋅／銅比值對冠心病的發病率有一定影響，鋅／銅比值高（即鋅含量高而銅不足）則冠心病的發病率也較高。鈣在正常血清中的水平基本穩定，當血清鈣含量因食物中嚴重缺乏而降得太低時，骨組織會釋放出鈣，以彌補血清鈣的不足。英國的一項研究表明，鈣攝入量增加，不僅心血管患病率下降，而且因心臟病而死亡的比例也下降。但血清鈣水平過高（高鈣血症）會導致心律不整、增加治療心臟病藥物的毒性，促使無機鹽沉積於動脈和腎中。此外，錳、銅、硒等元素對脂質代謝也有影響。

七、降血脂功能性食品

　　魚類含有較多的磷脂，在降低血清膽固醇與中性脂肪、改善動脈硬化及脂質代謝方面有明顯的作用。大豆中的異黃酮、皂苷及其他活性蛋白等能夠降低血清膽固醇和三酸甘油酯，對防止動脈粥樣硬化、冠心病等心血管疾病有一定的效果，食用安全性高。人參、山楂、大蒜、洋蔥、靈芝、香菇、黑木耳、銀杏葉、茶葉、柿子葉、竹葉等含有皂苷、多酚或黃酮類微量活性成分，有明顯的降血脂效果。大蒜有舒張血管、抗血小板凝集和阻止膽固醇合成的作用。洋蔥含有二烯丙基二硫化物和含硫氨基酸，能降血脂、降血壓和抗動脈硬化。香菇中的香菇嘌呤可顯著降低血漿脂質，包括膽固醇和三酸甘油酯等。黑木耳也有抗血小板凝集和降低血脂及阻止膽固醇沈積的作用。各種茶葉也被證實能降低血脂、促進脂肪代謝，其中以綠茶降血脂作用最好。因此，高脂血症的老年人不妨多飲茶。維生素 C、維生素 E、維生素 B6、泛酸與煙酸等均能降低血清膽固醇，防止膽固醇在血管壁沉積，也能使沉積於動脈管壁的粥樣斑塊溶解。維生素 B6、維生素 E 富含不飽和脂肪酸的功能性油脂，還有協同降血脂作用。生物抗氧化劑包括維生素 E 及其異

構體生育三烯酚、硒、β-胡蘿蔔素和維生素 C 等，研究結果顯示，抗氧化劑可減少體內 LDL 的氧化，延緩或阻礙動脈硬化的進程，降低血小板活性，防止血栓形成，能夠降低冠心病的發病率。微量元素鉀、鎂、鈣、銅、鉻、鋇、鐵和鋅等對降低血清膽固醇、防止心血管疾病的發生有一定作用。尤其在維持心肌正常活動方面鈉、鉀、鈣和鎂等是不可缺乏的，缺乏時會導致心律失常。鎂能夠舒張血管，產生降血壓作用。而花粉、枸杞、黃耆、山楂、燕麥、銀杏葉、何首烏、大蒜、紅景天、沙棘油、酸棗、黑芝麻、蜂膠、絞股藍、蟲草、小麥胚芽油、紫蘇油、人參等，都具有調節血脂功能的物質。

第三節　高血脂飲食及常用藥膳

一、高血脂的飲食原則：

高血脂可能是膽固醇或三酸甘油酯其中一項過高。將其飲食原則分述如下：

1. 高膽固醇血症之飲食原則：

(1) 控制熱量攝取，少吃甜食，並限制酒量以達到理想體重，且適當調整生活型態。

(2) 控制脂肪總攝取量，少吃高飽和脂肪酸之油脂，並適量攝取多元不飽和脂肪酸。

(3) 多吃高纖維食物，少吃高膽固醇的食物及內臟。

2. 高三酸甘油酯之飲食原則：

(1) 控制體重可明顯降低血液中三酸甘油酯濃度。

(2) 多採用多醣食物，可多攝取富含 ω-3 脂肪酸的魚類。

(3) 不宜飲酒。

二、高血脂的常用藥膳：

高血脂容易造成動脈粥樣硬化、心絞痛、心肌梗塞等，民眾不得不善加預防。平常可用藥膳如下：

1. 芥菜干貝湯

【材料】：鉤藤、牛膝、牡蠣各 2 錢，天麻 3 錢、芥菜心 2 顆、干貝 5 粒、雞胸骨 1 個，以及鹽巴 1 小匙、薑絲少許等調味料。

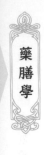

【作法】：將雞胸骨洗淨燙過，和上述藥材一起放入鍋內，加水 5 杯，燒開後改用小火熬煮約剩 2 杯湯汁後，先過濾後再取藥汁備用。芥菜心洗淨切塊，干貝用 1 杯水泡軟後放入電鍋蒸熟，之後把干貝撕成細絲狀。取一個鍋子，放入芥菜心和干貝絲，倒入過濾好的藥汁和蒸干貝的湯汁，再加適量的水淹過芥菜心。鍋子加蓋後放入電鍋，用 1 杯水蒸熟，再加鹽巴和薑絲即可。

【功效】：清熱活血、平肝熄風，有降壓、清血脂的好處，適合頭痛眩暈、顏面潮紅、便秘等症狀的高血壓患者。

2. 薏仁排骨湯

【材料】：枳實、甘草各 1 錢，茯苓、山楂各 2 錢、薏仁 5 錢、豬小排 1 斤、雞胸骨 1 個、鳳梨 1/4 顆、醬冬瓜 1 小塊、小魚乾少許，以及鹽巴 1 小匙、米酒 1 大匙。

【作法】：先將雞胸骨洗淨汆燙過，再把茯苓、山楂、薏仁、枳實、甘草放入鍋內，加水 6 杯用小火熬煮約 40 分鐘，過濾取藥汁備用。將豬小排切小塊洗淨汆燙，然後把小魚乾用水沖淨，鳳梨、醬冬瓜切成小塊狀，一起放入鍋子，加入藥汁和 3 杯清水，接著放在瓦斯爐上煮約 20 分鐘，等肉熟熄火，加鹽巴和米酒即可。

【功效】：健脾利濕、導滯消脂，適合高血脂患者。

中老年人大多會因身體發胖體重超標，出現血脂增高，而血脂增高是導致動脈硬化和心腦血管疾病的元兇。因此，血脂高者做好飲食調理非常重要，在飲食上務必嚴守「兩低一高，兩限一倡」的原則，即「低脂、低膽固醇和高纖維飲食」、「限制飲酒、限制總能量、提倡飲茶」，才能有效控制血脂水平。又中年之後，人的基礎代謝率減低，能量需要量降低。有高血脂的人更應嚴格控制能量的攝入，每人每天的能量攝入要控制在 29 仟卡 / 仟克體重之內，相當主食每天不宜超過 300 克。

第十七章　健康食品與藥膳

第一節　食療與藥膳

　　所謂食療，中醫稱為飲食調補學，是利用食物本身的作用來維護人的身體健康，輔助藥物防病治病，《千金要方》中專門有一卷為"食治"，分類介紹了果實、蔬菜、穀米、鳥獸及蟲魚的性能以及對人體的作用。所謂「藥食同源」即指很多食物本身具有食物和藥物的雙重功效。食療基本上老少皆宜，但嚴格來講，根據食物的性味不同也應該因人而異。普通食品如大米、麵粉，具有食物和藥物雙重功效的食品有生薑、蔥、大棗、龍眼肉、枸杞、桑椹、米酒、醋等，這類食物與中藥材有著很大的區別，它們可以稱作「藥食同源」。

　　純粹的中藥材只能在治病時方可使用，如人參、黃耆、當歸、冬蟲夏草等，身體沒有大病的人，最好慎用。食物除了能有一定的藥物作用外，還可以與真正的藥物搭配著烹調食用，這就是人們所說的「藥膳」。藥膳並不是隨便想吃就吃的，而是應該根據氣候、地域、年齡、性別的不同，在專業人員指導下，根據身體狀況決定。如夏季炎熱，人體喜涼，這時就要多吃些消暑生津為主的藥膳；春季氣候轉溫，人體以肝主疏泄為特徵，最好吃些補肝的食物和藥膳，如桑菊薄荷茶、韭菜炒豬肝等。其實，食療和藥膳是兩個概念，食療不加藥物，適用範圍比較廣；藥膳由食物和藥物配製烹調而成，因「是藥三分毒」，並非所有人都適用。但「食療」和「藥膳」的概念常被人們混淆，其實兩者既有區別，又有關聯。「食療」是研究養身保健、防病治病、延年益壽的一門學科，特點是取食物中的藥效，但不加藥物；「藥膳」是食物加藥物，但它又不是食物與中藥的簡單相加，而是在中醫辨證配膳理論指導下，由藥物、食物調製而成的一種具有藥物功效，又有食物的美味，可用以防病治病、強身益壽的特殊膳食。食療比藥膳的使用範圍更廣，但是如果論起預防養病的針對性來說，藥膳又略勝一籌。

　　既然藥膳需考量「是藥三分毒」，就應遵循「中醫辨證論治」的原則。宜在辨證的基礎上選料配伍，如血虛的病人應選用補血的食物大棗、花生，陰虛的病人多使用枸杞、百合、麥冬等。同時中醫認為，人與日月相應，人的臟腑氣血的運行，和自然界的氣候變化密切相關。「用寒遠寒，用熱遠熱」意思是說在採用性質寒涼的藥物時，應避開寒冷的冬天，而採用性質溫熱的藥物時，應避開炎熱的夏天，這一觀點同樣適用於藥膳的應用考量。

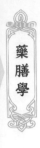
藥膳學

第二節　健康食品

一、「健康食品」的定義，其與「保健食品」如何區別？

　　「健康食品」原為一日常用語，但從民國 88 年 8 月 3 日健康食品管理法實施後，就變成法律專有名詞了。所有想稱為「健康食品」的商品，都需經過衛生福利部認證；反之，「保健食品」至今還是一般日常用語，任何商品只要在合法範圍內，都可自稱為「保健食品」。而中國大陸對此二者的定義恰是相反的，請特別注意區別。

　　健康食品係指「提供特殊營養素」或「具有特定之保健功效」，特別加以標示或廣告。它屬於廣義的食品，即所有健康食品都是食品，但並非所有食品都是健康食品，而且是只有少數認證的食品才可宣稱健康食品。

二、該如何辨識核可的健康食品？

　　由於「健康食品」是經國家認證，有一定的品質，也享有一定的保障。也就是只有衛生福利部認證的「健康食品」，才可以依衛生單位核准的「保健功效」為廣告宣傳。除此之外，任何食品標示或廣告如涉及「保健功效」宣稱，就違反了健康食品管理法規定。健康食品與藥品不同，它並非以治療、矯正人類疾病為目的的食品，而僅是提供保健功效的食品。只有標有「健康食品」、「衛署健食字號」(衛部健食字號) 或「衛署健食規字號」(衛部健食規字號) 或、及「綠色橢圓標識」，才是衛生福利部有掛保證的健康食品。

三、未掛「健康食品」之名的產品，就不受「健康食品管理法」管制嗎？

　　雖說只有核准通過的食品才可以稱為「健康食品」，並受健康食品管理法的規範；但並非未掛上「健康食品」的標示或廣告的內容，就可不受健康食品管理法的規範。食品廣告宣傳或標示若涉及「提供特殊營養素」或「具有特定保健功效」的話，則屬於健康食品管理法的管理對象，非僅僅是「健康食品」這四個字。換句話說，並不是將產品名稱換成「保健食品」、「機能性食品」、「營養食品」、「有機食品」、「天然食品」或其他類似名稱，即可逃避該法之管理，只要食品的標示或其廣告內容涉屬中央衛生主管機關認定之「特殊營養素」或「保健功效」，則該食品即應受健康食品管理法所規範。

四、健康食品有無誇大療效問題？

所有健康食品的廣告與標示均不得超越事前審查的內容，若未依核准之方式而有誇張、誤導，甚或涉及療效之內容，就是涉及誇大不實。例如，經核准之內容為：「對於維持人體免疫系統正常功能有幫助」，這屬於人體免疫系統方面的保健功效。業者不能自行延伸為有抑制腫瘤或抗癌。

五、健康食品與食品有什麼不同？

依現有法規，食品是不能談療效以行銷的，但健康食品可依所核定的保健功效為行銷。以家喻戶曉的「養樂多」為例，過去沒有所謂的「健康食品」的時代，養樂多也一樣照賣，很多人都喝過。直到「健康食品管理法」實施後，養樂多取得「健康食品」的認證，配方與成分其實沒有太大的改變，但是，現在養樂多相關通過認證產品就可依所核定的保健功效 (包括輔助調整過敏體質功能、免疫調節功能、胃腸功能改善) 標示行銷。目前已核定公告的健康食品保健功效有 13 項，如下：

1. 調整腸胃功能
2. 調節血脂功能
3. 護肝功能 (針對化學性肝損傷)
4. 改善骨質疏鬆功能
5. 調整免疫機能功能
6. 輔助調整過敏體質功能
7. 不易形成體脂肪功能
8. 調節血糖功能
9. 調節血壓功效
10. 抗疲勞功能
11. 延緩衰老功能
12. 促鐵吸收功效
13. 牙齒保健功能

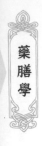

第三節　健康食品管理法

中華民國 88 年 2 月 3 日公布

中華民國 89 年 11 月 8 日總統令修正公布

中華民國 91 年 1 月 30 日總統令修正公布

中華民國 95 年 5 月 17 日總統令修正公布

第一章　總則

第一條　為加強健康食品之管理與監督，維護國民健康，並保障消費者之權益，特制定本法；本法未規定者，適用其他有關法律之規定。

第二條　本法所稱健康食品，指具有保健功效，並標示或廣告其具該功效之食品。

本法所稱之保健功效，係指增進民眾健康、減少疾病危害風險，且具有實質科學證據之功效，非屬治療、矯正人類疾病之醫療效能，並經中央主管機關公告者。

第三條　依本法之規定申請查驗登記之健康食品，符合下列條件之一者，應發給健康食品許可證：

一、經科學化之安全及保健功效評估試驗，證明無害人體健康，且成分具有明確保健功效；其保健功效成分依現有技術無法確定者，得依申請人所列舉具該保健功效之各項原料及佐證文獻，由中央主管機關評估認定之。

二、成分符合中央主管機關所定之健康食品規格標準。

第一項健康食品安全評估方法、保健功效評估方法及規格標準，由中央主管機關定之。中央主管機關未定之保健功效評估方法，得由學術研究單位提出，並經中央主管機關審查認可。

第四條　健康食品之保健功效，應以下列方式之一表達：

一、如攝取某項健康食品後，可補充人體缺乏之營養素時，宣稱該食品具有預防或改善與該營養素相關疾病之功效。

二、敘述攝取某種健康食品後，其中特定營養素、特定成分或該食品對人體生理結構或生理機能之影響。

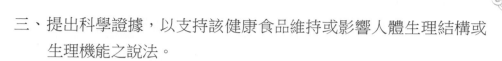

三、提出科學證據，以支持該健康食品維持或影響人體生理結構或生理機能之說法。

四、敘述攝取某種健康食品後的一般性好處。

第五條　本法所稱主管機關：在中央為行政院衛生署；在直轄市為直轄市政府；在縣（市）為縣（市）政府。

第二章　健康食品之許可

第六條　食品非依本法之規定，不得標示或廣告為健康食品。

食品標示或廣告提供特殊營養素或具有特定保健功效者，應依本法之規定辦理之。

第七條　製造、輸入健康食品，應將其成分、規格、作用與功效、製程概要、檢驗規格與方法，及有關資料與證件，連同標籤及樣品，並繳納證書費、查驗費，申請中央主管機關查驗登記，發給許可證後，始得製造或輸入。

前項規定所稱證書費，係指申請查驗登記發給、換發或補發許可證之費用；所稱查驗費，係指審查費及檢驗費；其費額，由中央主管機關定之。

經查驗登記並發給許可證之健康食品，其登記事項如有變更，應具備申請書，向中央主管機關申請變更登記，並繳納審查費。

第一項規定之查驗，中央主管機關於必要時，得委託相關機關（構）、學校或團體辦理；其辦法，由中央主管機關定之。

第一項申請許可辦法，由中央主管機關定之。

第八條　健康食品之製造、輸入許可證有效期限為五年。期滿仍須繼續製造、輸入者，應於許可證到期前三個月內申請中央主管機關核准展延之。但每次展延不得超過五年。逾期未申請展延或不准展延者，原許可證自動失效。

前項許可證如有污損或遺失，應敘明理由申請原核發機關換發或補發，並應將原許可證同時繳銷，或由核發機關公告註銷。

第九條　健康食品之許可證於有效期間內，有下列之各項事由之一者，中央

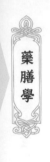

主管機關得對已經許可之健康食品重新評估：

一、科學研究對該產品之功效發生疑義。

二、產品之成分、配方、生產方式受到質疑。

三、其他經食品衛生主管機關認定有必要時。

中央主管機關對健康食品重新評估不合格時，應通知相關廠商限期改善；屆期未改善者，中央主管機關得廢止其許可證。

第三章　健康食品之安全衛生管理

第十條　　　健康食品之製造，應符合良好作業規範。

　　　　　　輸入之健康食品，應符合原產國之良好作業規範。

　　　　　　第一項 規範之標準，由中央主管機關定之。

第十一條　　健康食品與其容器或包裝，應符合衛生之要求，其標準，由中央主管機關定之。

第十二條　　健康食品或其原料有下列情形之一者，不得製造、調配、加工、販賣、儲存、輸入、輸出、贈與或公開陳列：

一、變質或腐敗者。

二、染有病原菌者。

三、殘留農藥含量超過中央主管機關所定安全容許量者。

四、受原子塵、放射能污染，其含量超過中央主管機關所定安全容許量者。

五、攙偽、假冒者。

六、逾保存期限者。

七、含有其他有害人體健康之物質或異物者。

第四章　健康食品之標示及廣告

第十三條　　健康食品應以中文及通用符號顯著標示下列事項於容器、包裝或說明書上：

一、品名。

二、內容物名稱及其重量或容量；其為兩種以上混合物時，應分別

標明。

三、食品添加物之名稱。

四、有效日期、保存方法及條件。

五、廠商名稱、地址。輸入者應註明國內負責廠商名稱、地址。

六、核准之功效。

七、許可證字號、「健康食品」字樣及標準圖樣。

八、攝取量、食用時應注意事項及其他必要之警語。

九、營養成分及含量。

十、其他經中央主管機關公告指定之標示事項。

第九款之標示方式和內容，由中央主管機關定之。

第十四條　健康食品之標示或廣告不得有虛偽不實、誇張之內容，其宣稱之保健效能不得超過許可範圍，並應依中央主管機關查驗登記之內容。

健康食品之標示或廣告，不得涉及醫療效能之內容。

第十五條　傳播業者不得為未依第七條規定取得許可證之食品刊播為健康食品之廣告。

接受委託刊播之健康食品傳播業者，應自廣告之日起六個月，保存委託刊播廣告者之姓名(法人或團體名稱)、身分證或事業登記證字號、住居所(事務所或營業所)及電話等資料，且於主管機關要求提供時，不得規避、妨礙或拒絕。

第五章　健康食品之稽查及取締

第十六條　衛生主管機關得派員檢查健康食品製造業者、販賣業者之處所設施及有關業務，並得抽驗其健康食品，業者不得無故拒絕，但抽驗數量以足供檢驗之用者為限。

各級主管機關，對於涉嫌違反第六至第十四條之業者，得命其暫停製造、調配、加工、販賣、陳列，並得將其該項物品定期封存，由業者出具保管書，暫行保管。

第十七條　經許可製造、輸入之健康食品，經發現有重大危害時，中央主管機關除應隨時公告禁止其製造、輸入外，並廢止其許可證；其已製造

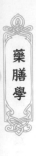

或輸入者，應限期禁止其輸出、販賣、運送、寄藏、牙保、轉讓或意圖販賣而陳列，必要時，並得沒入銷燬之。

第十八條　健康食品有下列情形之一者，其製造或輸入之業者，應即通知下游業者，並依規定限期收回市售品，連同庫存品依本法有關規定處理：

一、未經許可而擅自標示、廣告為健康食品者。

二、原領有許可證，經公告禁止製造或輸入者。

三、原許可證未申請展延或不准展延者。

四、違反第十條所定之情事者。

五、違反第十一條所定之情事者。

六、有第十二條所列各款情事之一者。

七、違反第十三條各款之規定者。

八、有第十四條所定之情事者。

九、其他經中央衛生主管機關公告應收回者。

製造或輸入業者收回前項所定之健康食品時，下游業者應予配合。

第十九條　健康食品得由當地主管機關依抽查、檢驗結果為下列之處分：

一、未經許可而擅自標示或廣告為健康食品者，或有第十二條所列各款情形之一者，應予沒入銷毀。

二、不符第十條、第十一條所定之標準者，應予沒入銷毀。但實施消毒或採行適當安全措施後，仍可使用或得改製使用者，應通知限期消毒、改製或採行安全措施；逾期未遵行者，沒入銷毀之。

三、其標示違反第十三條或第十四條之規定者，應通知限期收回改正其標示；逾期不遵行者，沒入銷毀之。

四、無前三款情形，而經第十六條第二項規定命暫停製造、調配、加工、販賣、陳列並封存者，應撤銷原處分，並予啟封。

製造、調配、加工、販賣、輸入、輸出第一項第一款或第二款之健康食品業者，由當地主管機關公告其公司名稱、地址、負責人姓名、商品名稱及違法情節。

第二十條　舉發或緝獲不符本法規定之健康食品者，主管機關應予獎勵，獎勵

辦法由主管機關另行訂定。

第六章　罰則

第二十一條　未經核准擅自製造或輸入健康食品或違反第六條第一項規定者，處三年以下有期徒刑，得併科新台幣一百萬元以下罰金。

　　　　　明知為前項之食品而販賣、供應、運送、寄藏、牙保、轉讓、標示、廣告或意圖販賣而陳列者，依前項規定處罰之。

第二十二條　違反第十二條之規定者，處新臺幣六萬元以上三十萬元以下罰鍰。

　　　　　前項行為一年內再違反者，處新臺幣九萬元以上九十萬元以下罰鍰，並得廢止其營業或工廠登記證照。

　　　　　第一項行為致危害人體健康者，處三年以下有期徒刑、拘役或科或併科新臺幣一百萬元以下罰金，並得廢止其營業或工廠登記證照。

第二十三條　有下列行為之一者，處新臺幣三萬元以上十五萬元以下罰鍰：

　　　　　一、違反第十條之規定者。

　　　　　二、違反第十一條之規定者。

　　　　　三、違反第十三條之規定者。

　　　　　前項行為一年內再違反者，處新臺幣九萬元以上九十萬元以下之罰鍰，並得廢止其營業或工廠登記證照。

　　　　　第一項行為致危害人體健康者，處三年以下有期徒刑、拘役或科或併科新臺幣一百萬元以下罰金，並得廢止其營業或工廠登記證照。

第二十四條　健康食品業者違反第十四條規定者，主管機關應為下列之處分：

　　　　　一、違反第一項規定者，處新臺幣十萬元以上五十萬元以下罰鍰。

　　　　　二、違反第二項規定者，處新臺幣四十萬元以上二百萬元以下罰鍰。

　　　　　三、前二款之罰鍰，應按次連續處罰至違規廣告停止刊播為止；情節重大者，並應廢止其健康食品之許可證。

　　　　　四、經依前三款規定處罰，於一年內再次違反者，並應廢止其營業或工廠登記證照。

　　　　　傳播業者違反第十五條第二項規定者，處新臺幣六萬元以上三十萬元以下罰鍰，並應按次連續處罰。

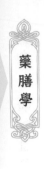

　　　　　　　主管機關為第一項處分同時，應函知傳播業者及直轄市、縣(市)
　　　　　　　新聞主管機關。傳播業者自收文之次日起，應即停止刊播。

　　　　　　　傳播業者刊播違反第十五條第一項規定之廣告，或未依前項規定，
　　　　　　　繼續刊播違反第十四條規定之廣告者，直轄市、縣(市)政府應處
　　　　　　　新臺幣十二萬元以上六十萬元以下罰鍰，並應按次連續處罰。

第二十五條　違反第十八條之規定者，處新臺幣三十萬元以上一百萬元以下罰鍰，
　　　　　　　並得按日連續處罰。

第二十六條　法人之代表人，法人或自然人之代理人或受雇人，因執行業務，犯
　　　　　　　第二十一條至第二十二條之罪者，除依各該條之規定處罰其行為人
　　　　　　　外，對該法人或自然人亦科以各該條之罰金。

第二十七條　拒絕、妨害或故意逃避第十六條、第十七條所規定之抽查、抽驗或
　　　　　　　經命暫停或禁止製造、調配、加工、販賣、陳列而不遵行者，處行
　　　　　　　為人新臺幣三萬元以上三十萬元以下罰鍰，並得連續處罰。

　　　　　　　前項行為如情節重大或一年內再違反者，並得廢止其營業或工廠登
　　　　　　　記證照。

第二十八條　本法所定之罰鍰，除第二十四條第四項規定外，由直轄市或縣(市)
　　　　　　　主管機關處罰。

第二十九條　出賣人有違反本法第七條、第十條至第十四條之情事時，買受人得
　　　　　　　退貨，請求出賣人退還其價金；出賣人如係明知時，應加倍退還其
　　　　　　　價金；買受人如受有其他損害時，法院得因被害人之請求，依侵害
　　　　　　　情節命出賣人支付買受人零售價三倍以下或損害額三倍以下，由受
　　　　　　　害人擇一請求之懲罰性賠償金。但買受人為明知時，不在此限。

　　　　　　　製造、輸入、販賣之業者為明知或與出賣人有共同過失時，應負連
　　　　　　　帶責任。

第七章　附則

第三十條　　本法施行細則，由中央主管機關定之。

第三十一條　本法自公佈後六個月施行。

　　　　　　　本法修正條文自公布日施行。

第四節　結論

　　藥膳食補四個字其實大家有誤解，在中國醫藥記載，藥膳是藥膳，食補是食補，兩者不可混著說，在中國醫藥四、五千年歷史，除了有以毒治毒的藥方之外，其實還有現代人比較少聽到且不知道食療，食療是不具有毒性反應的天然草藥組成，而藥療的話是有毒性的，可分劇毒或微毒兩種。在食療的領域中，還有一種稱為藥膳食療，所謂藥膳就是利用天然藥用植物的特性與特定食物相結合而成，那就叫作藥膳方，如果沒有食物只有中藥材搭配那就不能稱之為藥膳。而現代人常常把補品與藥膳方混為一談，很多補品只有藥材並無其它食物結合。

　　營養食品也是補，主要是補足身體所欠缺的營養物質，但是那些營養品畢竟屬於合成的營養，並不是透過人體天然合成的，所以進入體內要被身體吸收利用的比例是有限的，也因此很多人買營養品或保健食品都吃不出成效。無論中藥食補或藥膳食療還是營養補充，而剛懷孕的婦人不適合食補，更不適合吃太多藥物，對胎兒都是有風險的，因為在子宮內剛形成的胎是處未成型，如果吃太補或濫吃藥就會影響胚胎，也可能會因為動了胎氣而小產，等到胚胎在四個月後再慎選安胎的食補或藥膳方，產前產後慎選合適的補氣補血的配方反而是有加分的。如果懷孕初期身體有任何不適感，請記得找產檢醫師或中醫師診治。

　　很多婦女產前產後有特別保養，生完小孩後都比較不會腰膝痠軟，但沒有特別留意的孕婦產後，往往容易有全身酸痛甚至循環不好身體僵硬遲遲未改善，那個問題就是產後月子沒做好導致氣血兩虛的體質。孕婦與一般人的身體很大的不同就是孕婦會耗損己力以滋補胎兒，因此孕婦要比平常人補充更充足的養分。營養補給品可經由詢問過藥師或營養師，如果確定安全，孕婦可以放心攝取，但是如果吃了以後，有任何不適的狀況，都要立刻停止服用。

　　中國人從以前的藥膳到現今的健康食品，但健康食品畢竟不是藥，僅限於保健功效，並不具有治療疾病之醫療效能。另根據國外相關研究顯示，病患若未與醫師討論而大量食用高濃度萃取之健康食品，很有可能引發藥物與食品的交互作用，易引起身體不適，且有損健康。目前為止，國內雖未發生因食用健康食品而發生不良副作用的臨床案例，但相關文獻皆指出，部分食品成分可能與藥物發生交互作用而引發不良反應之虞，例如：銀杏、大蒜、魚油、維他命 E、葡萄糖胺、當歸、芒果、葡萄柚、蔓越莓等，若與阿斯匹靈 (Aspirin) 及 Warfarin 類藥物等抗

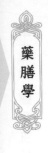

凝血劑併用時，可能會產生交互作用而造成出血的風險，而與維生素 K、高劑量的維生素 C、輔酶 Q10 併用，則可能會減低抗凝血劑之作用。

　　衛生福利部提醒民眾，不論食用任何食物或是健康食品時，皆不應大量攝取，不能因為其具有保健功效或有助身體健康，而覺得吃愈多愈好，應依照其每日建議攝取量食用。除了怕影響藥效外，也擔心產品中某些功效成分含量較高，一旦食用過量，會跟一些藥物發生交互作用而危害健康。而且，有病仍須就醫，不能以健康食品取代該服用的藥物或醫療。另外，大家也應多注意健康 (保健) 食品外包裝所載明之警語與限制，病患也應與醫師討論後再行食用健康 (保健) 食品，若有不良反應請即刻向衛生福利部「健康食品及膠囊錠狀食品非預期反應通報系統」通報。最後，對於誇大功效或宣稱具醫藥效能之食品，應堅守「不聽、不信、不買、不吃、不推薦」五不原則，以免誤食影響健康。

第十八章　保健飲料

第一節　減肥保健飲料

　　肥胖體質大約可分為 4 大類，分別是水腫型、代謝不良型、便秘型以及內分泌失調型，而過年假期容易因為多吃少運動，讓自己胖了一大圈，此時可利用簡易的中藥茶飲，幫您輕鬆去油膩、解脂肪。以下就針對 4 大類肥胖體質分別設計減肥茶飲，供大家選擇。

一、水腫型肥胖

　　許多女性都容易發生水腫型肥胖，這多是因為體內的水分代謝功能不良，水分多半蓄積在體內所導致，因此，造成體重過重、軀幹肢體顯得臃腫，外觀上看起來雖然胖胖壯壯的，但實際上都不是紮實的肌肉；中醫治療，主要是從健脾、補腎方向著手，當脾的運化功能提升，水分在體內流通狀態就會順暢，腎的調節功能提升，就能代謝過多的水分，不至於在體內異常堆積。

1. 消腫美體茶

　【材料】：黑豆 2 錢，茯苓、薏仁各 5 錢。

　【作法】：將上述藥材用過濾包包好，加上 500c.c. 的水，用大火煮沸之後，轉中小火再滾 5 分鐘，即完成。

　【功效】：改善經前下肢水腫以及打造下半身曲線。茯苓可益氣健脾，多作為利水滲濕藥，最適合下半身水腫型肥胖者作為減肥材料；薏仁健脾和胃，利濕止瀉、消腫，又可促進體內水分代謝；黑豆則是補腎利水，都是改善下半身肥胖很適合的藥材。

二、代謝不良型肥胖

　　這一型肥胖者屬於氣滯血瘀，體內新陳代謝緩慢、血液循環不良，過多的毒素、脂肪皆淤積在體內所造成，就好像是排水溝淤積泥沙、雜物，髒污納垢，就會造成嚴重水患。要改善代謝不良型肥胖問題，重點在於活血化瘀，清除體內過多的膽固醇、脂肪以及毒素，排除這些致病因子之後，肥胖症狀自然就會改善。

1. 活血消瘦茶

　【材料】：玫瑰花、丹參各 2 錢以及適量武靴葉。

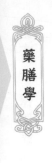

【作法】：將上述藥材用過濾包包好，加上 500c.c. 的水，用大火煮沸之後，轉中小火再滾 5 分鐘，即完成。

【功效】：緩解胸悶煩躁，改善虛胖體質。玫瑰花解鬱活血、可潤澤肌膚，還可延緩老化；丹參補血活血，可增進血液循環以及促進新陳代謝，並降低血脂肪；武靴葉能有效抑制糖份於消化道上的吸收，使血液含糖量降低。

2. 發汗降脂茶

【材料】：桂枝、澤瀉各 2 錢以及芭樂葉少許。

【作法】：將上述藥材用過濾包包好，加上 500c.c. 的水，用大火煮沸之後，轉中小火再滾 5 分鐘，即完成。

【功效】：抑制食慾、健脾利水以及促代謝。桂枝可發汗解肌、溫通經脈及助陽化氣；澤瀉能健脾利水，還能降脂化油；芭樂葉則是對高血糖、高血壓、高血脂肪有改善與預防效果，並能幫助胰臟恢復分泌胰島素功能。

三、便秘型肥胖

便秘型肥胖顧名思義就是便秘造成的肥胖，症狀包括頭暈頭脹、食慾旺盛或是經常口渴又喜歡喝冷飲，腹部總感覺脹脹的、有便秘現象等，是屬於脾胃濕熱體質，像是過年期間久臥坐、運動量減少，加上飲食過量，且脾失健運致痰濕內停，就容易導致肥胖。若是由濕熱、痰瘀凝聚或是脾虛和腎虛所引起的便秘型肥胖，就應該採利濕化痰健脾、調補肝腎以治療。

1. 苗條消脹茶

【材料】：枳實、厚朴、陳皮各 2 錢。

【作法】：將上述藥材用過濾包包好，加上 500c.c. 的水，用大火煮沸之後，轉中小火再滾 5 分鐘，即完成。

【功效】：幫助排泄廢物，打造優美曲線。枳實、厚朴可幫助腸胃蠕動，加速腸子的推動力量，以及治療便秘引起的脹氣；陳皮理氣健脾化痰濕，改善脾濕痰凝肥胖體質。

2. 排毒瘦身茶

【材料】：火麻仁、決明子 2 錢，番瀉葉 1 錢。

【作法】：將上述藥材用過濾包包好，加上 500c.c. 的水，用大火煮沸之後，轉中小火再滾 5 分鐘，即完成。

【功效】：淨化腸胃、排毒瘦身。火麻仁潤腸通便、針對腸液不足導致腸子蠕動不良，導致腸內物質腐敗，以及腸內氣體過多所引起的便秘效果最好；決明子降脂肪，通便秘的效果也不錯。番瀉葉也能改善便秘。

四、內分泌失調型肥胖

這一型肥胖經常發生於更年期的女性身上，屬於腎虛體質，經常表現手腳冰冷、腰痠、頭暈、倦怠疲勞、白帶、經痛、月經量多或量少等症狀，而腎虛的人容易因內分泌功能減弱，腎上腺皮質激素(促進脂肪分解，抑制合成)的分泌減少，導致基礎代謝率降低，因而造成熱量的消耗減少，若再加上飲食不忌，又沒有運動習慣，發胖的機會就很大了。

1. 活血纖體茶

【材料】：何首烏、洛神花各 2 錢，甜菊葉 1 錢。

【作法】：將上述藥材用過濾包包好，加上 500c.c. 的水，用大火煮沸之後，轉中小火再滾 5 分鐘，即完成。

【功效】：活血調經、抑制食慾。何首烏益經血、補肝腎，還有降血脂和降膽固醇作用；洛神花含有豐富的維他命 C，能去除油膩，活血、補血，具有調經功能；利用甜菊葉取代高熱量的砂糖，味道輕甜且熱量低。

2. 減脂輕身茶

【材料】：山楂、冬瓜子、山茱萸各 2 錢。

【作法】：將上述藥材用過濾包包好，加上 500c.c. 的水，用大火煮沸之後，轉中小火再滾 5 分鐘，即完成。

【功效】：排除多餘脂肪，淨化腸胃以及美顏。山楂能消食化積、行氣散瘀；冬瓜子可排膿利水，代謝體內多餘的水分；山茱萸則可補益肝腎、收斂固澀。

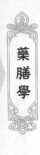

第二節　增強免疫力茶飲

1. 防風甘草茶

【材料】：防風 2 克，甘草、黃耆各 3 錢。

【作法】：先將以上中藥用溫水稍洗淨後，加入 1000c.c. 沸水、冰糖適量後，
　　　　　燜 10 ～ 15 分鐘後，代茶飲。

【適合】：輕度感冒者。

【功效】：祛風固表，本方適用於四時感冒輕症，亦可作為預防感冒之用。

2. 補氣生津茶

【材料】：粉光參 5 片、淮山 2 錢、麥冬 1 錢。

【作法】：將 1000c.c. 的水煮沸後，把粉光參、麥冬放入，燜至沒冒蒸氣時再喝。

【適合】：講話多的族群，像教師。

【功效】：生津解渴、潤肺養氣。

第三節　咽喉乾痛茶飲

1. 胖大海茶

【材料】：胖大海 3 枚，冰糖適量。

【作法】：先將藥材用溫水洗淨，加入 1000c.c. 的沸水、冰糖適量後，燜 10 ～
　　　　　15 分鐘後，代茶飲。

【功效】：清熱、潤肺、利咽、解毒，本方適用於急、慢性咽喉炎，扁桃腺炎。

【注意】：容易腹瀉、軟便者，胖大海要減量。

2. 玄參桔甘茶

【材料】：麥冬、甘草、桔梗各 2 錢，玄參 5 錢、冰糖適量。

【作法】：先將藥材用溫水洗淨，加入 1000c.c. 的沸水、冰糖適量後，燜 10 ～
　　　　　15 分鐘後，代茶飲。

【功效】：滋陰清肺，利咽解毒，本方適用於急、慢性咽炎、扁桃腺炎等。

【注意】：容易腹脹、腹瀉者可將以上藥品劑量減半，並加陳皮 1 錢半。

3. 通竅消咽茶

【材料】：蒲公英、金銀花各 3 錢，薄荷 1 錢半、甘草 2 錢、羅漢果 1 個。

【作法】：先將藥材用溫水洗淨，加入 1000c.c. 的沸水、燜 10～15 分鐘後，代茶飲。

【功效】：清熱解毒，利咽消腫。金銀花、蒲公英是清熱、解毒、消腫的要藥。薄荷、羅漢果能清熱、疏風、利肺、利咽，是喉科良藥。

【注意】：腸胃較虛弱者，可加茯苓 3 錢，增加腸胃的吸收能力。

4. 清咽四味茶

【材料】：石斛、玄參各 3 錢，生甘草 1 錢、金銀花 2 錢、冰糖適量。

【作法】：先將藥材用溫水洗淨，加入 1000c.c. 的沸水、冰糖適量後，燜 10～15 分鐘後，代茶飲。

【功效】：養陰清熱，利咽。石斛、玄參能滋陰清熱，益胃生津，降上炎之虛火。

【注意】：此方特別適用於常口乾舌燥者保養，但如果容易腹瀉或軟便者，可將甘草量加至 2 錢。

5. 防疫清咽茶

【材料】：甘草 1 錢半，金銀花、杭菊花、板藍根、麥門冬、桔梗各 2 錢，黃耆 4 錢、冰糖適量。

【作法】：先將藥材用溫水洗淨，加入 1000c.c. 的沸水、冰糖適量後，燜 10～15 分鐘後，代茶飲。

【功效】：清熱、解毒、化痰、潤喉、增加免疫力。防治流行性感冒、腸病毒皆可飲用。

【注意】：腸胃虛弱、容易腹瀉者宜加茯苓 2 錢一起煎用。如果作下午茶飲用，建議加上幾朵玫瑰，有助紓解上班的壓力。

第四節　傳統保健茶飲

1. 菊花茶

【功效】：鎮定，明目。

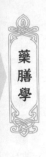

【說明】：到中藥房買 50 元杭菊和 10 元甘草，就可煮上好多次，加冰糖熬，喝起來更甘潤。

2. 冬瓜茶

【功效】：消暑，利尿。

【說明】：在超市或雜貨舖可買得到，已經熬好成糖塊狀的冬瓜糖，一塊如水晶肥皂大小，大約 20 元，約加 8 碗水煮開就是香甜可口的冬瓜茶，不喜歡太甜的人，水可多加一點。

3. 酸梅湯

【功效】：促進食慾，幫助消化。

【說明】：酸梅湯有兩種口味，一種是醃漬的酸梅，只需加糖沖開水就很好喝，如果再加幾片檸檬，味道更棒。另一種是燻製過的烏梅，著名的冰鎮酸梅湯就是以烏梅熬煮出來的，在中藥舖可買得到，通常可加一些山楂、陳皮、甘草味道更好，在超市或藥局、藥行可買得到已經調配好的分量，只需照說明加水煮開即可。

4. 蓮藕茶

【功效】：定神，補氣。

【說明】：蓮藕選外形飽滿，沒漂白過的就可，用刷子刷淨外皮，再用刀背拍碎，加水煮半小時，放點冰糖更可口。蓮藕茶清涼、退火，能穩定精神、補氣，最適合考生喝，家有考生可多準備一些，讓孩子感受您的愛心。

5. 牛蒡茶

【功效】：退火，排毒，預防感冒。

【說明】：牛蒡有退火、利尿、排毒和預防感冒的功能，在超市可買到，1 斤價格約 200 ～ 400 元不等，加水煮開即可。

6. 人參茶

【功效】：強身、活血、安定精神，適合考生飲服。

【說明】：考生容易緊張睡眠不足，造成血氣不順、身體虛弱，用人參來調理最適合。小孩用參鬚即可，人參性溫和，加水煮開，熱喝冷飲皆可。

7. 楊桃汁

【功效】：鎮咳、潤喉。

【說明】：市面上有售瓶裝的楊桃濃縮汁，加開水即可喝，或者買蜜餞楊桃乾，煮水加冰糖。若用新鮮楊桃熬煮亦可，但較費時，口感要細調。

8. 枸杞茶

【功效】：強身、明目。

【說明】：枸杞煮出來的茶就有淡淡的甜味，不必加糖也好喝，喜歡濃一點口味的可加桂圓或紅棗同煮，更香甜可口。枸杞於臺灣鄉間經常可見，除了取用果實（即枸杞藥材），亦可採其莖葉或根煮茶飲（一般稱為地骨露），能清虛熱、退火。

9. 洛神花茶

【功效】：消除疲勞，女性消費者的最愛。

【說明】：湯色呈美麗的石榴紅，頗獲女性消費者喜愛，洛神含有鐵劑，女性朋友喝它是選對了，在任何中藥舖都可買到洛神花，100 克約 50 元上下，50 克可加約 3000c.c. 的水，加糖熬煮 15 分鐘即可。

第五節　乳品茶飲

1. 木瓜牛奶

【功效】：水果木瓜又稱「番木瓜」，含有消化酵素，可調整消化機能，牛奶有豐富的營養，木瓜和牛奶相得益彰。

【說明】：中等大小的木瓜半顆加 500c.c. 的牛奶和 200c.c. 的水和一些糖，用果汁機攪拌 1 分鐘，木瓜牛奶就完成了，木瓜牛奶要現打現喝，放久會凝結成塊。

2. 綠豆沙牛奶

【功效】：能解熱、解毒。綠豆能消炎、解毒、解熱、抗菌，夏天可多吃。

【說明】：以 200 克綠豆仁加 3 碗水煮熟後加糖，就成綠豆沙，牛奶加綠豆沙用果汁機一打就成。

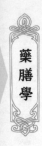

藥膳學

memo

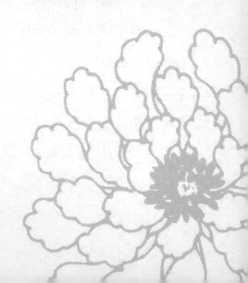

第十九章　進補注意事項

第一節　進補前之注意事項

　　補藥並非人人可食用。患有高血壓、身體有發炎現象(如扁桃腺發炎、感冒、發燒、腎炎、肝炎等)、消化腸胃功能不良者,絕對禁止吃補藥。中藥的補養藥物,主要是針對身體抵抗力較弱或生理功能不能發揮至正常功能者,有此身體症狀的人一般說來,容易受外來細菌感染,再者力氣不足、體力虛弱、言語無力、汗多、易有下痢、瘦弱、臉色蒼白,都屬虛症,宜用補藥。

　　補藥大多屬於藥性較熱,適合寒性體質者,凡精神弛緩、萎靡、生理功能衰退、無力、貧血,較不易口渴,喜喝熱飲,尿量多而色淡,女性之生理週期較易延遲,正可利用冬令進補時,大補元氣一下。相反的則屬於實型、熱性體質者,其生活容易緊張、興奮,生理功能較亢進、容易患有炎症、充血症,平日容易口渴、喜歡喝冷飲,尿量少且色黃、便秘、生理變化較早,一般言語力氣足、體力充沛、無汗、則不宜食用補藥。因為補性食品食用後可補強人之體力、增加元氣,僅適合虛弱者。相反的實熱體質者吃了反而會便秘、汗排不出,因過度興奮、亢進可能產生發炎而造成發腫、充血、出血、便秘更形嚴重之情況,病毒積在體內引起高血壓、甚至中毒等症。

　　而補品應選澤溫性、補性之食物,食用後方能使身體之機能興奮,身體產生熱能與增加活力,改善已衰退之生理功能,特別對冷症及無力症狀者能促進健康。以下是幾點的建議:

1. 要辨症施補,要分辨出症狀在哪裡,需要配合補藥的寒熱溫涼的藥性,再配合一些食物的性質來調補。比如是肝的血虛,可以用當歸、川芎、熟地,假設是陰虛就不能用,反而要用白芍、沙參、生地這些藥物,所以我們要加以辨識,而不是所有病人都用人參,每種病都要用當歸、熟地。

2. 某些補藥是熱性的,如:人參、當歸、黃耆、熟地等;某些補藥則偏寒涼,如:薏仁、蓮子、沙參、麥冬、天冬;其性質不同,要懂得分辨它們的藥性。以食物而言,屬於涼性的食材如:水梨、大白菜、冬瓜、西瓜等;熱性的食材如:龍眼、荔枝、榴槤、韭菜花等。要了解藥物食材的性質,掌握中醫的寒熱陰陽平衡原則,即寒性體質就要用熱性藥物食材,若是熱性體質就要用寒性藥物食材來調補,讓我們身體氣血陰陽能平衡,這

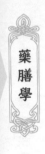

才是健康養生之道。

3. 防止用藥過偏，不是覺得身體虛就要大補特補，希望在短時間把身體補好，這樣是會有反效果的，所以身體虛弱是逐步慢慢調整，必需找到原因在那裡，再加以進補。

4. 若病情比較複雜，或者愈補愈糟糕的時候，要儘快求醫，請教信任的中醫師。其他進補的注意事項如下：

    (1) 食慾不振，消化不良者慎用。

    (2) 高血壓、冠心病及由肝腎疾病引起的水腫，宜少放鹽，飲食清淡。

    (3) 肝膽疾病、高血壓、冠心病及體質肥胖者宜食用低脂肪食物。

    (4) 糖尿病患者，注意澱粉類或糖類攝取。

    (5) 補品熱量較高，患有三高者如高血糖、高血壓、高血脂，進補須謹慎。

    (6) 正值發燒、感染時，不宜進補。

    (7) 女性生理期間避免進補。患有子宮肌瘤、月經不規則、經血量大的女性，若欲進補，應先諮詢中醫師意見。

5. 進補最佳時間：補藥以空腹溫服時，其有效成分的吸收最好，如果是補陽藥、補氣藥，最好在早上睡醒時服用，補陰藥、補血藥則以臨睡前服用時的療效較佳。

第二節　進補的禁忌

進補也有禁忌，很多時候因為體質不對，愈補愈糟糕，是補藥跟您體質不合，應趕快停止；還有感冒、喉嚨痛、發燒、嚴重咳嗽是不能進補，否則會使病情更嚴重；假使舌苔厚、胃腸脹、消化不良，必須先治療胃腸病，也是不能進補；又口乾舌燥、心情煩躁、皮膚發癢這種情形是火氣大，也是不能進補的。

現代人常因工作關係，長期熬夜或愛喝含糖含咖啡因飲料，常會感覺口乾舌燥、眼睛酸澀、大便偏硬或較不易解，甚至便秘，這些表徵屬於「燥熱體質」；但卻又因工作時間愈來愈長，在辦公室吹冷氣時間太久，又缺乏運動，造成身體循環功能變差，容易疲勞，甚至太累時手腳會冰冷等，這屬於「氣虛體質」。兩者加在一起即是所謂「外寒內熱」或是「寒熱夾雜」型體質，這並不適合純粹溫補的方式，否則容易出現口乾舌燥、失眠多夢、心煩氣躁，甚至流鼻血等所謂「上

火」的症狀。另外，高血壓、糖尿病、高血脂、高尿酸的患者，體質多屬虛實夾雜，驟然用補，容易使病況加重。這時應該求醫問診，重新選擇補品。

另外，服用補藥時，別喝茶葉（包括紅茶、奶茶、綠茶等），因為茶葉中的鞣酸具有收斂的作用，會阻止人體對補藥中一些有效成分的吸收，而降低藥效。進補的時候，除了要注意藥材的選擇之外，時機是否適當以及飲食的配合也很重要：

1. 腸胃功能虛弱，容易腹瀉、腹脹者更要小心進補，不可食用太過滋膩的藥材，以免引起消化不良。

2. 患有慢性疾病如高血脂、痛風患者，不宜進補動物內臟及海鮮。

3. 急性感染症者、感冒、喉嚨痛、發燒、皮膚病者，也不宜進補。

4. 進補時不宜同時食用白蘿蔔、大白菜、柑橘等涼性瓜果類。

第三節　冬令進補必須注意之事項

「立冬」這一天，在臺灣有一個習俗，就是所謂的「補冬」。因為古人認為冬天的天氣寒冷，需要補充營養，所以大家會發現這一天街頭的「羊肉爐」、「薑母鴨」等冬令進補餐廳總是高朋滿座。除此之外，許多家庭還會燉麻油雞、四物雞來補充能量，順便犒賞一家人一年來的辛苦，有句諺語「立冬補冬，補嘴空」就是最好的比喻。

冬季從立冬開始三個月，經小雪、大雪、冬至、小寒、大寒共六節氣，這段期間草木凋零，自然萬物生機閉藏，此時節也正是「養臟」的好時機，所以古人也說：「冬不藏精，春必病溫」，傳統之農業社會，春耕秋收，冬季休息，由春至夏迄秋皆為工作而忙碌，消耗過多體力，因此在秋收忙完，嚴冬悄近，峻冷寒流來襲，嗜食膏粱厚味的老饕們，即於立冬開始進行「冬令進補」，使消耗之體力恢復，亦可養精蓄銳，儲備來年工作之力量。

有人認為「現代人營養很容易過剩且過胖的現象極為普遍，是不需要再進補了」，此說法也不是很正確的，其實現代人的飲食常暴飲暴食，且營養非常的不均衡，如果能利用這一季節好好的養生，增強身體的抵抗力，預防疾病的發生，古人說：「上工治未病」，這也使得「預防醫學」更顯得其重要性。如何能安心的吃冬令進補，同時又能吃出健康，在進補之前必須注意那些事情呢？

1. 在冬季裡應注意保暖及充分的休息，平時注意身體的鍛鍊，建立預防重於

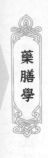

治療的觀念，重視飲食營養的均衡攝取。

2. 在急性發炎期間，如感冒、發燒、喉嚨痛、細菌感染症狀時，應先找醫師看病，以免疾病惡化延遲治療時機加重病情，此時應避免進食補藥。

3. 體質有分虛實寒熱，應根據不同對象、不同體質，選擇涼補、溫補，不可盲目進補。

4. 冬令食補，在膳食中大多為高熱量、高油脂、高蛋白，所以量的攝取與烹調方式要加以控制。

5. 「虛不受補之」為一般中藥治並調養之準則。身體過於虛弱者亦不適用補養藥，否則會有消化不良、腹脹等症狀產生。

6. 避免飲用大量含酒精成份之食品，而造成血中三酸甘油脂的上升。補藥之攝食需以營養均衡，並配合適當的運動，以防造成吃的負擔。

第四節　「補冬」的藥膳

　　傳統補冬多選擇八珍湯或十全大補湯為基礎，用來燉雞肉或燉排骨；八珍湯中包括了四物湯可以補血，加上四君子湯有補氣之效，兩方併用既補氣又補血。十全大補湯則是八珍湯再加上肉桂、黃耆，除了氣血雙補之外，還有溫陽禦寒的效果。而雞肉或小排則是補充蛋白質。各方組成如下：

1. 八珍湯：四君子湯加四物湯，能達氣血雙補。

2. 四君子湯：黨參 2 錢、炒白朮 2 錢、白茯苓 2 錢、炙甘草 1 錢。

3. 四物湯：芎藭 1 錢、白芍藥 1.5 錢、當歸 3 錢、熟地 3 錢。

4. 十全大補湯：八珍湯加黃耆 2 錢、肉桂 2 錢（補氣、補血、溫陽）。

上述藥方皆針對症狀可加減調整，舉例如下：

1. 容易腰痠腿軟，可以加杜仲、續斷補腎養陰。

2. 容易眼睛乾澀，可以加枸杞、黃精滋肝養血。

3. 容易口乾舌燥、煩躁、失眠，可以將熟地改為生地，肉桂改為桂枝，人參改為黨參或東洋參，以減緩其燥熱之性。

4. 容易腹脹、腹瀉、消化不良，宜將熟地、當歸減量為 1.5 錢。

1. 十全大補雞湯

【材料】：烏骨雞 600 克，肉桂 2 克，炙甘草 5 克，川芎 6 克，茯苓、當歸、黃耆、黨參各 10 克，白朮、白芍、地黃各 15 克。

【作法】：將雞洗淨，用熱水燙後，去血水，放入燉鍋中。把所有藥材一同放入燉鍋中，加水淹過雞與藥材，加入適量米酒後，即可放入電鍋中，然後外鍋加一杯半的水煮至開關跳起，再悶約 10 分鐘即可食用。

【功效】：調氣補血。

【熱量】：通常家中食用碗約 240c.c. 容量，裝雞肉 2～3 塊，及 8 分滿藥湯，則熱量約 250～350 卡；蛋白質 21 克、脂肪 20 克、醣類 20 克。

第五節　藥膳的配伍禁忌

根據歷代醫學家對用藥經驗，將中藥與食物配伍禁忌、藥物間的配伍禁忌、病人忌口等部分簡錄如下：

1. 中藥與食物配伍禁忌：

(1) 豬肉：反烏梅、桔梗、黃連；合蒼朮食，令人動風；合蕎麥食，令人落毛髮，患風病；合鴿肉、鯽魚、黃豆食，令人滯氣。

(2) 豬血：忌地黃、何首烏；合黃豆食，令人氣滯。

(3) 豬心：忌吳茱萸。

(4) 豬肝：同蕎麥、豆醬食，令人發痼疾；合鯉魚腸子食，令人傷神；合魚肉食，令人生癰疽。

(5) 羊肉：反半夏、菖蒲；忌銅、丹砂和醋。

(6) 狗肉：反商陸；忌杏仁。

(7) 鯽魚：反厚朴；忌麥門冬、芥菜、豬肝。

(8) 鯉魚：忌硃砂、狗肉。

(9) 龜肉：忌酒、莧菜。

(10) 鱔魚：忌狗肉、狗血。

(11) 雀肉：忌白朮、李子、豬肝。

(12) 鴨蛋：忌李子、桑椹。

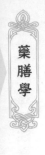

(13) 鱉肉：忌豬肉、兔肉、鴨肉、莧菜、雞蛋。

以上中藥與食物配伍禁忌，是古人的經驗，值得重視。所以，在烹調藥膳時，應當加以注意。其中有些雖無科學證明，但在沒有得出可靠的結論以前還應參用傳統說法，以慎重為宜。

2. 藥膳的藥物配伍禁忌，應遵循傳統的「十八反」和「十九畏」

(1)「十八反」的具體內容是：甘草反甘遂、大戟、海藻、芫花；烏頭反貝母、瓜蔞、半夏、白蘞、白及；藜蘆反人參、沙參、丹參、玄參、苦參、細辛、芍藥。

(2)「十九畏」的具體內容是：硫磺畏朴硝，水銀畏砒霜，狼毒畏密陀僧，巴豆畏牽牛，丁香畏鬱金，川烏、草烏畏犀角，牙硝畏三稜，官桂畏赤石脂，人參畏五靈脂。

3. 病人忌口主要包括三類：

(1) 某種病忌某類食物。如：肝病忌辛辣；心病忌鹹；水腫忌鹽、油煎、生冷等食物；骨病忌酸甘；膽病忌油膩；寒病忌瓜果；瘡癤忌魚蝦；肝陽、肝風、癲癇、過敏、抽風病人忌食「發物」；頭暈、失眠忌食胡椒、辣椒、茶等。

(2) 某類病忌某種食物。如凡症見陰虛內熱、痰火內盛、津液耗傷的病人，忌食薑、辣椒、羊肉之溫燥發熱飲食；凡外感未除、喉疾、目疾、瘡瘍、痧痘之後，當忌食芥、蒜、蟹、雞蛋等風動氣之品；凡屬濕熱內盛之人，當忌食飴糖、豬肉、酪酥、米酒等助濕生熱之飲食；凡中寒脾虛、大病、產後之人，當忌西瓜、李子、田螺、蟹、蚌等積冷損之飲食；凡各種失血、痔瘡、孕婦等人忌食慈菇、胡椒等動血之飲食，妊娠忌用破血通經、劇毒、催吐及辛熱、滑利之品。

(3) 服藥後應忌食某些食物。如服發汗藥忌食醋和生冷食物；服補藥忌食用茶葉及白蘿蔔。

第六節 誤食補藥，該如何處理？

1. 多喝開水稀釋藥物在體內之濃度，並加速由尿排出體外。

2. 改吃清涼劑；如多喝白蘿蔔湯或冬瓜湯，亦可多吃青菜及水果（如西瓜等），以除去藥物之燥熱性。

第二十章　其他藥膳

第一節　實用藥膳

　　按中藥功能分類看，藥膳使用之藥材主要分布在補益藥、溫裏藥、化濕藥、消食藥中，其它類別較少。至於藥性猛烈、有毒的中藥，絕不能用於藥膳。由於一些中藥是可食的，所以這一部分中藥與食物有交差，即有一部分原料既是食物又是中藥，即有營養作用，又有藥物作用，在藥膳中具有雙重性質，是構成藥膳的基礎。藥膳的配方與一般食品配方不盡相同，它需遵循兩個原則：一是中醫方劑組成的主次輔佐關係，一是膳食的調配原則。前者，在組成藥膳配方時，對所使用的原料應有主次輔佐關係。後者，主要是指要使藥膳既有中藥的特點又要符合膳食的要求，具有「色、香、味」方面的美感。二者必須互相協調，才有利於增強藥膳的食療效果。確定一種藥膳的用量，首先是以 1 人食用為準則，確定其總量，供一人一次食，或一日、二日食，作一日食的計算通常是分二次食用，供二日食的以此類推。在總量的範圍內，按此比例決定各種原料的使用量。每種原料的一日用量，食物部分按個人的食量，並參照食物的營養素含量和膳食營養標準；中藥部分，可參考中藥學或國家藥典規定。究竟一種藥膳用多大的用量，要考慮藥膳製作的可操作性。如煮茶、煮粥，可考慮用一次量；而做糕餅甜點，做一次量的就很不方便，應考慮做法為可供多日或多次食的用量。下面再為大家列舉一些實用藥膳：

1. 薑母茶

　　【材料】：老薑母 50 克、黑糖 2 大匙。

　　【作法】：老薑母洗淨，連皮拍碎。老薑母放入鍋中，加適量水煮滾，小火續
　　　　　　　煮 10 分鐘後，慢慢加入冰糖攪拌至溶解，關火再悶 10 分鐘即完成，
　　　　　　　趁熱飲用。

　　【功效】：祛風發汗，開脾胃。

　　【使用注意】：因受風寒而感到惡寒、手腳冰冷時可喝薑母茶改善，若仍不舒
　　　　　　　　　服建議儘快就醫。

2. 麻油雞

　　【材料】：胡麻油 2 大匙、雞腿肉 600 克、老薑 1 塊、米酒 2 大匙。

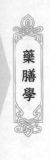

【作法】：雞腿洗淨汆燙，再切成適當塊狀備用。將麻油置於鍋內，小火加熱後加老薑數片炒香呈微焦色。加入雞肉炒至肉變白色。加入米酒、水，用小火燉煮 30 分鐘。最後加入適量鹽巴即可關火。

【功效】：促進血液循環、幫助子宮收縮、排除惡露。本道藥膳為產婦常用膳食之一。

【使用注意】：為何不用鴨肉？《本草綱目》記載「嫩者毒，老者良」。因為鴨肉屬氣味甘冷，微毒，不適合產後調補身體，同時鴨肉也是一種「發物」。

3. 四物湯

【材料】：烏骨雞 1 隻，川芎 5 克，白芍、當歸各 10 克，熟地 15 克，米酒 2 大匙。

【作法】：雞肉洗淨汆燙過，再放入燉鍋中，加入適量水。將上述藥材加入鍋中，燉煮半小時即可食用。

【功效】：滋補氣血，臉色紅潤，防止老化。促進血液循環，調節子宮機能，具鎮靜，鎮痙效果。

【使用注意】：男性也可服用四物湯嗎？答案是肯定的。四物湯組成並不含女性荷爾蒙，因此男人可安心服用，對生理不會造成不良影響。

4. 四神湯

【材料】：豬肚半付，茯苓、芡實、蓮子、(淮)山藥各 10 克，米酒 3 大匙、川芎 3 ～ 4 片。

【作法】：豬肚洗淨，以蔥、薑、米酒先煮 40 分鐘去腥。撈出後切成粗條，放入燉鍋。將上述藥材及米酒加入，再燉 40 分鐘，最後加入鹽巴，即可關火，上桌食用。

【功效】：開脾健胃、清熱利濕。

【使用注意】：市售的四神湯內容未必都一樣，除主料茯苓、蓮子、芡實、(淮)山藥外，再加薏苡仁味道更豐富。補益脾陰，厚實腸胃，適合小孩子或發育成長的青少年使用。而以豬腸或排骨取代豬肚也是不錯的選擇。

5. 天麻魚頭湯

【材料】：天麻 100 克，（新鮮）魚頭 2 個，川芎、茯苓各 10 克、生薑片 15 克。

【作法】：魚頭切半備用。少量熱油鍋，將魚頭放入煎至表面微焦起鍋備用。同一炒鍋，放入薑片爆香再加入魚頭、水、天麻、川芎與茯苓煮約 20 分鐘即可。

【功效】：治頭風、頭痛、眩暈、眼花，具熄風定驚作用。

【使用注意】：若是單純使用燉煮方式，可加重生薑的含量，以去除腥味。

6. 銀耳蓮子紅棗湯

【材料】：白木耳 50 克、蓮子 200 克、紅棗 30 克、冰糖 20 克。

【作法】：白木耳泡水，剪掉蒂頭，儘量剪成小塊備用。將蓮子及紅棗洗淨後，連泡軟的銀耳加水，以大火煮開，再以小火煮約 20 分鐘，加入冰糖調味即可關火。冷藏後風味更佳。

【功效】：滋陰潤肺、生津養胃。

【使用注意】：銀耳可潤肺養氣，功效等同「燕窩」，若為長輩及小孩食用也可先利用果汁機將泡軟的銀耳先打碎處理。

7. 胡桃仁牛奶

【材料】：胡桃仁 30 克、黑芝麻 20 克、牛奶 200c.c.。

【作法】：將胡桃仁、黑芝麻打碎，再加入溫熱牛奶中攪拌均勻即可。

【功效】：潤膚養顏、抗衰老、潤腸。

【使用注意】：每天早晚一次。黑芝麻含有維生素 E，能治失眠多夢、健忘。胡桃仁建議適量攝取，避免上火。

8. 洛神花茶

【材料】：洛神花 30 克，山楂 5 克，陳皮 10 克，冰糖少許。

【作法】：將洛神花、山楂、陳皮用過濾袋包起來，放入鍋中。加水並以大火煮開，小火續煮 10 分鐘後加入冰糖攪拌後熄火，再燜 10 分鐘即可飲用。

【功效】：降低油膩、消除肉積。

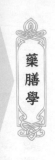

【使用注意】：洛神花可消除疲勞及便秘，並具有利尿、促進新陳代謝的功效。很適合飯後服用。不過它屬於偏涼性的茶飲不要喝太多，尤其是有胃炎或常胃痛的人少喝。

第二節　粥類藥膳

　　藥粥若能善用，不但可使原本吃的清粥更加美味，還可以藉以強身兼預防疾病。吃粥（臺灣話叫吃糜），閩南人吃糜，通常是指清粥，再佐以小菜，而粵人吃粥則特別講究，他們在粥中放入不同的佐料，成為口味獨特的粥品，如海鮮粥、牛肉粥、廣東粥、蓮子粥，都是各具風味的美食。而藥粥，是以米、麥等主食，加一定的補益藥物煮成的半流體的食物。病後初癒、消化不良的患者，以藥粥來調理深具妙效。而老人如果能經常吃更是好處無窮，俗語說：「老人吃粥，多福多壽」，這是有科學根據的，人老氣衰，一切的生理機能都不像年輕人一樣靈光，消化系統的運作也會變較遲緩，而且吸收能力也減弱了，從口腔看起，老人的牙齒多半是假牙，在咀嚼上較困難；而在胃腸分泌機能上，胃的蠕動也變慢，消化液分泌也減弱很多。因此，如果能在三餐之中，選擇一些滋補強壯的藥粥給老人食用，不但能提高進食的意願，還可增強抵抗力。

　　中草藥雖溫和，但用量也要有所控制，並不是用較多的中草藥便能有較好的療效，如益母草，原是婦科良藥，過量大量使用可能會引起皮膚過敏、胸悶、子宮收縮等問題，所以控制用量是很重要的。現列舉一些粥的製作方式，供大家參考。

1. 蓮子粥

【材料】：蓮子 50 克、粳米 2 杯。（粳米為一般的食用米）

【作法】：將蓮子先乾淨後放入鍋中，加清水煮得爛熟，備用。將粳米乾淨，放入鍋中加清水煮成薄粥後摻入蓮子，攪勻，趁熱食用。

【功效】：健脾補腎。適用於脾虛食少、心虛失眠、健忘、心悸、便溏、腎虛帶下、頻尿、遺精。可為病後體弱者之保健膳食。

2. 龍眼粥

【材料】：龍眼肉 10 克、蓮子肉 15 克、糯米 1 杯。

【作法】：上述藥食材放入電鍋，加水適量，燉煮作粥。

【功效】：益心脾、安心神。一般人食用能提高記憶力、增強體質；年老體弱或腦力勞動者，能養血、補心脾。

3. 菠菜粥

【材料】：菠菜 100 克、粳米 1 杯、食鹽適量。

【作法】：將菠菜洗淨，在沸水中燙一下，取出切段備用。粳米洗淨後置於鍋內，加入適量的水，熬煮至粳米熟時，將菠菜放入粥中，繼續熬煮直至成粥時關火，最後放入鹽即可。

【功效】：養血潤燥。適用於貧血，大便不順者。

4. 蔥白粥

【材料】：粳米 1 杯、蔥白 1 ～ 2 支、鹽巴適量。

【作法】：先煮粳米，待米熟時把切成小段的蔥白放入稍煮，最後加入鹽巴即可。

【功效】：適用於風寒感冒，可解表散寒，和胃補中。

5. 蘿蔔粥

【材料】：新鮮蘿蔔 100 克、粳米 1 杯。

【作法】：將新鮮蘿蔔含皮洗淨切碎，與粳米一起煮成粥。或用鮮蘿蔔搗汁和米同煮。

【功效】：適用於老年糖尿病以及老年慢性氣管炎。化痰止咳，消食利膈、止消渴。

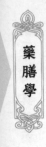

藥膳學

memo

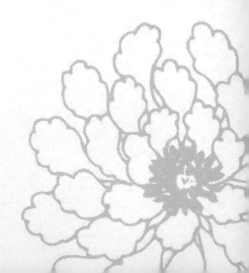

第廿一章　安心藥膳

　　介紹安心藥材的進程、執行之檢測項目、及舉例市售相關藥膳品，以了解近年來中藥藥膳市場發展的新趨勢。

第一節　安心藥材

　　自從食安風暴後，民眾如何選擇安心安全的藥、食材一直蔚為話題，而國內的中藥製藥大廠，因應市場上的需求改變，也陸續加入安心藥材的推廣行列，如科達、順天堂、勝昌、港香蘭、莊松榮等。臺灣地區大約有六成以上的民眾會使用中藥材，而「藥食同源」的觀念也在我們的飲食文化中處處可見，因此中藥材安全的問題也相對受到重視。在中藥 GMP 管理結合食品安全的理念下，安心藥膳的觀念也隨之萌生。國人所使用的中藥材約有 95% 來自中國，由於許多中藥材種植缺乏規範化的管理，包括可能肥料使用不當及濫用農藥等問題或者由於各地區用藥習慣不同或一藥多名常造成混用或誤用的情形，所以需透過專業的藥材真偽鑑定能力，參考各國法定中藥典為基準，透過基原鑑定、TLC 鑑別等方法，確認是正品中藥材。參考國內中藥大藥廠推廣安心藥材的步驟如下：

1. 先找到中國各個藥材道地產地，從種植環境評估、樣品檢驗，找到適當的產地農戶及合作社進行長期合作，以維護栽種品質，讓中藥材品質穩定供應。

2. 以先進精密設備檢測抽提物含量、精油含量及指標成分；管制中藥的安全性問題，如：二氧化硫、黃麴毒素、重金屬、農藥殘留，並杜絕不當加工。

3. 利用專業建構資訊平台，結合包裝上的智慧辨識 QR Code，只要透過各種智慧行動裝置，即可便利讀取「藥材產地」、「檢驗資訊」，開創安心中藥品質管理的新領域。QR Code 品質看得見！無論是中醫師、藥師等專業人員乃至一般民眾，都能快速的瞭解到每包「安心中藥」的品管過程與結果，也是對民眾用藥品質的承諾及保障。

　　要杜絕食安問題，業者自主管理才是關鍵！衛生福利部在 2016 年發布食安法第 7 條第 1 項規定「食品業者應實施自主管理，訂定食品安全監測計畫，確保食品衛生安全。」同法第 7 條第 2 項規定「食品業者應將其產品原材料、半成品或成品，自行或送交其他檢驗機關(構)、法人或團體檢驗。」以強化規範食品業者

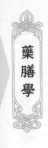

自主管理責任。

　　值得一提的是：國內許多知名業者也都一一推動原料溯源系統，落實自主化管理。例如國內某企業率先建立其品牌的安心標章(如 SAA)，以此標章提供消費者選購產品的安心證明，看見 SAA 安心標章，代表產品經過專業科學分析與符合多項國家檢驗標準，並將各批產品的檢驗報告透明化呈現。選擇 SAA 標章，安心看得見，健康有保障。

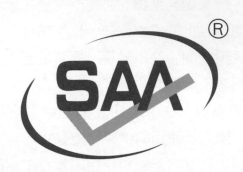

SAA 安心標章代表含義如下：

Science 科學	Analysis 分析	Assurance 保證
☑ 國際 TAF 認證實驗室^(註1) ☑ 產、官、學研究開發 ☑ 榮獲國際性發明專利 ☑ 學術研究發表國際期刊	☑ 二氧化硫檢驗 ☑ 黃麴毒素檢驗 ☑ 重金屬檢驗 ☑ 農藥殘留檢驗 ☑ 指標成分含量測定	☑ 每批產品進行檢驗 ☑ 驗證資料公開呈現 ☑ 符合國家標準 G.M.P. 優良作業規範或 ISO 國際品質驗證

※(註1)：TAF(Taiwan Accreditation Foundation，財團法人全國認證基金會)是奉經濟部命令，由經濟部標準檢驗局推動成立的非營利性機構，自 2004 年 1 月 1 日起提供單一窗口認證服務。

SAA 安心標章產品需具下列條件要求：

生產製造	☑ 國家標準 G.M.P. 優良作業規範。 ☑ ISO 國際品質驗證。

品管堅持	☑ 原料採購均經過嚴謹品質管制。 ☑ 檢驗頻率：每一項原物料逐批檢驗，並詳細紀錄備存。
檢驗中心	☑ 檢驗中心符合 ISO/IEC 17025 TAF 認證 ☑ 檢驗中心通過 TAF 和 TFDA 雙認證。^(註2)
檢驗項目	☑ 每一項產品通過安定性試驗並持續追蹤穩定性。 ☑ 宣稱之指標性成分，確保每一批有效成分的含量。 ☑ 食品檢驗項目：農藥殘留、重金屬等超過 320 項檢驗。
安全資訊 透明公開	☑ 政府輔導中藥材溯源管理系統，可查詢食材產地、種植環境和各項檢驗項目結果。 ☑ 各項產品每一批檢驗報告以手機上網連結 QR code 即可看見。

※（註2）：衛生福利部為辦理食品、藥物與化粧品之管理、查核及檢驗業務，特設食品藥物管理署（TFDA，Taiwan Food and Drug Administration）。

第二節　檢驗項目

目前衛生福利部對於市售中藥材分為兩類管理：

第一類：菊花、蓮子、白木耳、龍眼肉、烏梅乾、百合、枸杞、山藥、薄荷、芡實、山楂、肉豆蔻、草豆蔻、砂仁、黃精、絞股藍（七葉膽）、小茴香及八角茴香等十八項市售中藥材，其異常物質限量標準及檢驗方法，比照食品衛生安全衛生管理等相關標準及規定。（衛生福利部一百零五年一月十四日衛部中字第一○五一八六○○二八號令）

第二類：其他市售中藥材：依據衛生福利部相關中藥材之公告管理。

安心藥材是依據相關政府管理法規和業者自我把關標準，執行下列的檢驗項目，合格後始能上市：

一、一般檢測

中藥材品質可依據《臺灣中藥典》規範執行下列項目檢測，以判定中藥材之優劣。

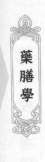

1. 乾燥減重：檢查中藥材所含的水分比例。水分含量會影響藥材儲存的安定性，若水分含量太高，藥材易變質與發霉。

2. 灰分、酸不溶灰分：檢測中藥材中的無機鹽類含量，有時也可作為中藥材清潔程度的判斷參考。

二、基原鑑定

中藥材品種錯綜複雜，因其源於天然的植物、動物、礦物，有不同品種、外形相似，以及「同名異物」和「同物異名」等問題。為了確保中藥材來源的正確性，進行中藥材基原鑑定就顯得相當重要。鑑定方法如下：

1. 性狀：根據藥材外觀之顏色、氣味、大小與質地等進行鑑定。

2. 顯微鏡檢法：觀察中藥材的組織切片。

3. 理化鑑別試驗：如呈色反應、產氣反應等。

4. 雜質檢查：檢查藥材的非藥用部位和其它攙雜物。

5. 薄層色層分析 (TLC)：屬於定性檢測，評估中藥材中是否含指標成分或是與對照藥材的一致性。

6. 指紋圖譜：以 HPLC 建立中藥材指紋圖譜及指標成分含量。

三、二氧化硫殘留檢驗

有些中藥材會使用硫磺熏蒸方式，以達到儲存過程中防黴、防腐、防蟲蛀和漂白增色等目的。但在硫磺熏蒸過程中會使得二氧化硫殘留於中藥材中。行政院衛生福利部公告山藥、蓮子及百合等 25 種中藥材，其二氧化硫殘留限量皆須低於 400 ppm，其他中藥材須低於 150ppm。

四、抽提物和精油含量檢測

1. 抽提物含量是指在實驗室使用稀乙醇和水，對藥材進行抽提檢測，確認藥材中的可溶性成分符合標準，可杜絕一些已被不良藥材商抽提過的原料或者生長不佳的原料。

2. 精油成分是許多中藥材之精華所在，針對中藥材精油含量檢測相當重要。依《臺灣中藥典》及大陸藥典，制定精油含量檢測方法及規範，並可利用 GC、GC-MS/MS 檢測精油成份。

五、TLC 鑑別

此為成分定性分析方法，可作為原料基原鑑定的輔助工具，亦可利用 TLC 鑑別出藥材是否保有藥材中應含有之成分。行政院衛生福利部發行之《臺灣中藥典》以及大陸藥典，規範各中藥原料之 TLC 鑑別規格。

六、黃麴毒素檢測

某些種子類食品如花生、玉米、穀物及部分中藥材，於採收前後、運輸或儲存環境不當時，可能導致真菌生長而產生黃麴毒素 (Aflatoxins)，對人體健康造成影響。目前，行政院衛生福利部已針對如延胡索、大棗及山茱萸等 37 項高風險中藥材做規範，其總黃麴毒素限量須 < 10ppb(黃麴毒素 B_1、B_2、G_1、G_2 之總量)、黃麴毒素 B_1 限量須 <5ppb 。

七、重金屬檢驗

工業發達的今日，帶來了便利的社會，但也帶給我們工業化的汙染如廢水、廢氣等，使得環境土壤遭受到汙染，間接影響了天然栽種的中藥材，如中藥材內所含之重金屬等微量元素。行政院衛生福利部已針對中藥材依風險管理，分別公告各別重金屬限量值，並制定中藥材重金屬限量通則：Pb<5.0ppm、As<3.0ppm、Cd<1.0ppm、Hg<0.2ppm。

八、農藥殘留檢測

大面積種植中藥材易造成病蟲害相互傳染，依據栽培過程中各階段之需要，可能會使用具有高效、速效、經濟等特點的化學農藥；另外，土壤中也可能因過去曾經使用農藥造成殘留，而被中藥材吸收，故一定要嚴格控制中藥材農藥殘留問題。行政院衛生福利部已針對多等項中藥材公告其 BHC(蟲必死)、DDT(滴滴涕)、PCNB(五氯硝基苯) 等農藥之總量規範。

九、指標成分檢驗

原料指標成分檢驗：中藥原料多為天然產物，具不可控制因素，可針對原料藥材指標成分定量分析，確保質量穩定。以科達製藥為例，其檢驗中心目前依據《臺灣中藥典》和大陸藥典對廠內中藥原料進行指標成分檢測，確保中藥原料指標成分符合規格，提昇產品之均一性及有效性。

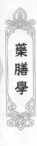
第三節　安心藥膳

　　茲將市面上有的「安心藥膳」產品的配方及相關資訊整理如下提供參考，消費者選購料理時，可依個人葷素習慣，任意選用適宜的食材搭配，葷食材料建議使用排骨、雞肉、羊肉、豬腸、豬肚等，素食材料建議使用菇類（金針菇）、豆類（豆皮、豆腐）、蓮藕、紅蘿蔔、芋頭、栗子等。另外，也可將燉湯搭配麵線、米粉、麵條、水餃等，或將湯汁淋於白飯上均可。

品名	內容物	使用方法	注意事項
四神湯・湯料調理包	薏苡仁、芡實、蓮子、山藥、茯苓、川芎	鍋中加入清水 6 碗（約 1500c.c.），待水滾後放入所有藥食材，轉小火燉煮至材料熟透，起鍋前斟酌以食鹽或其他調味，另可添加少許米酒，風味更佳。	孕婦請遵照醫師指示。
當歸黃耆・燉包	黃耆、當歸、枸杞、紅棗	鍋中加入清水 4～6 碗（約 1000～1500c.c.），待水滾後放入燉包，同時加入其他食材，轉小火燉煮約 30 分鐘，起鍋前斟酌以食鹽或其他調味，另可添加少許米酒，風味更佳。	睡眠品質不好者建議不要當宵夜服用。
肉骨茶・燉包	黨參、川芎、當歸、甘草、花椒、桂皮、小茴香、羅漢果、黑胡椒、陳皮、枸杞、麥冬、紅棗	鍋中加入清水 4～6 碗（約 1000～1500c.c.），待水滾後放入燉包，同時加入其他食材，轉小火燉煮約 30 分鐘，起鍋前斟酌以食鹽或其他調味，另可添加少許米酒，風味更佳。	(1) 內含桂皮孕婦忌食。 (2) 適合冬天寒冷或手腳冰冷者食用。
銀耳蓮子・湯料調理包	蓮子、紅棗、銀耳（白木耳）、枸杞、冰糖（蔗糖）	除了冰糖以外，將其他材料以清水稍加沖洗，再放入鍋中加入冷水 6 碗（約 1500c.c.），煮沸後轉小火燉煮至材料熟透（至少 60 分鐘）。加入適量冰糖調味，風味更佳。	如冬天使用時，建議可加入生薑片一起燉煮。

品名	藥材	烹調方法	注意事項
四物加味 · 燉包	當歸、黃耆、甘草、川芎、桂皮、白芍、陳皮、熟地、紅棗、枸杞	鍋中加入清水 4～6 碗（約 1000～1500c.c.），待水滾後放入燉包，同時加入其他食材，轉小火燉煮約 30 分鐘，起鍋前斟酌以食鹽或其他調味，另可添加少許米酒，風味更佳。	月經來量多者，建議月事結束後再服用。
十全大補 · 燉包	當歸、川芎、白芍、熟地、黨參、白朮、茯苓、甘草、黃耆、桂皮、紅棗、枸杞	鍋中加入清水 4～6 碗（約 1000～1500c.c.），待水滾後放入燉包，同時加入其他食材，轉小火燉煮約 30 分鐘，起鍋前斟酌以食鹽或其他調味，另可添加少許米酒，風味更佳。	(1)內含桂皮孕婦忌食。 (2) 月經來量多者，建議月事結束後再服用。
首烏靈芝 · 燉包	黃耆、當歸、黨參、桂皮、甘草、玉竹、靈芝（固態培養）、白首烏、紅棗、熟地	鍋中加入清水 4～6 碗（約 1000～1500c.c.），待水滾後放入燉包，同時加入其他食材，轉小火燉煮約 30 分鐘，起鍋前斟酌以食鹽或其他調味，另可添加少許米酒，風味更佳。	(1)內含桂皮孕婦忌食。 (2) 睡眠品質不好者建議不要過當宵夜服用。 (3) 白首烏（牛皮消）為蘿藦科植物，學名為 *Cynanchum auriculatum* Royle ex Wight
山楂烏梅湯 · 湯料調理包	山楂、烏梅、羅漢果、甘草、決明子、砂糖（蔗糖）	山楂稍微沖洗後，將全部藥材放入鍋中加 2500c.c. 的水，大火煮滾轉小火續煮 30 分鐘，起鍋前加入砂糖攪拌均勻即可。	腸胃敏感者，建議加水稀釋飲用。

※ 參考資料來源：http://www.nvbp.com.tw

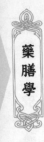

memo

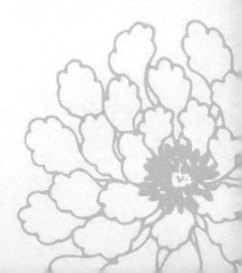

參考文獻

（※ 依作者或編輯單位筆劃順序排列）

于虹，2003，臨床常用百藥精解，天津市：天津科學技術出版社。

王世民，2004，中醫方藥手冊，北京市：人民軍醫出版社。

王付，2004，用方臨證指要，北京市：學苑出版社。

王付，2004，經方配伍用藥指南，北京市：中國中醫藥出版社。

王國華、盧志雁、崔德彬，2005，簡明中藥臨床手冊，北京市：中國醫藥科技出版社。

王緒前，2008，臨床中藥用藥鑑別速覽，北京市：人民衛生出版社。

王儀絜，2017，您從未吃過的創意美味藥膳：絜式獨創 56 道，臺中市：文興印刷事業有限公司。

江蘇新醫學院，1992，中藥大辭典（上、下冊），上海：上海科學技術出版社。

吳家鏡，2002，中華藥膳大寶典（第 2 版），廣州：華南理工大學出版社。

吳瑪琍、孔增科，1993，中藥飲片鑑別（上、下冊），天津市：天津科學技術出版社。

呂圭源、姚立，2002，降壓減脂中藥，上海：上海科學技術出版社。

李永春，1996，實用中醫辭典，臺北市：知音出版社。

李秀美、李學喜、周金生，2009，中國藥膳精選（第 2 版），北京市：人民軍醫出版社。

李昭瑩，2017，中藥概論，臺中市：文興印刷事業有限公司。

李時珍 [明]，1994，本草綱目，臺北市：國立中國醫藥研究所。

李敏，2009，專家談中醫食療與養生，香港：萬里機構。

李廣慶，1995，中藥調劑學概論，北京市：中國醫藥科技出版社。

李德茂，2010，中醫學概論，臺中市：中國醫藥大學中醫學院。

李繼明、杜婕僡，2004，中醫中藥入門一本通，北京市：人民軍醫出版社。

李鐵男，2010，中藥方劑學（第 2 版），北京市：人民衛生出版社。

沈連生，2006，中藥圖典，北京市：華夏出版社。

良石，2006，新編飲食本草，河北：河北科學技術出版社。

卓大宏，2002，中藥臨床應用，惠州市：廣東人民出版社。

周文泉、沙風桐、高普、李寶華，2002，中國藥膳辨證治療學，北京市：人民衛生出版社。

孟昭全、成義仁、杜召雲、張呈淑，1999，常見疾病飲食療法與禁忌，北京市：人民衛生出版社。

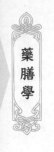

林宗輝，2006，圖解中醫藥概論，臺中市：文興出版事業有限公司。

林景彬，1985，常用中藥藥理與應用，臺中市：中國醫藥學院出版組。

林慧怡，2012，簡明中藥彙編，臺北市：行政院衛生署中醫藥委員會。

邱年永，2004，百草茶植物圖鑑，臺中市：文興出版事業有限公司。

金國梁、張勤，2001，防癌抗癌中藥，上海：上海科學技術出版社。

施杞、夏翔，2002，中國食療大全，上海：上海科學技術出版社。

唐志書、李敏，2009，中藥學筆記圖解，北京市：化學工業出版社。

唐軍，2000，果品藥用巧治百病，瀋陽：遼寧科學技術出版社。

徐國鈞、何宏賢、徐珞珊、金蓉鸞，1996，中國藥材學（上、下冊），北京市：中國醫藥科技出版社。

徐頌芬、徐頌軍，1999，簡明本草藥用分類，深圳市：廣東人民出版社。

翁維健、盧長慶，1992，中醫飲食營養學，上海：上海科學技術出版社。

馬遷、楊勇，2002，中醫臨床用藥禁忌手冊，北京市：中國協和醫科大學出版社。

高一忠，2015，膳緣好孕（創意養生料理暨婦女養生藥膳），彰化市：明中堂自然醫學教室。

高學敏，2000，中藥學（上、下冊），北京市：人民衛生出版社。

國家中醫藥管理局《中華本草》編委會，1999，中華本草（1～10冊），上海：上海科學技術出版社。

國家藥典委員會，2000，中華人民共和國藥典（一部），北京市：化學工業出版社。

張光霽、萬丹燕，2001，健身減肥中藥，上海：上海科學技術出版社。

張廷模，2006，中藥學（第2版），長沙市：湖南科學技術出版社。

張貴君，2002，中藥商品學，北京市：人民衛生出版社。

張賢哲，2007，道地藥材圖鑑（1～4），臺中市：中國醫藥大學。

張賢哲、蔡貴花，1991，中藥炮製學，臺中市：中國醫藥學院出版組。

張豐強，2000，臨床大本草，北京市：華夏出版社。

梁頌名，2004，中藥方劑學，廣東市：廣東科技出版社。

郭國華，2007，臨床中藥辭典，長沙市：湖南科學技術出版社。

陳世傑、林宗輝、黃世勳，2011～2013，中藥飲片彩色圖鑑：臨床常用300種（上、中、下），臺中市：臺中縣藥師公會。

陳錫林，2001，延年益壽中藥，上海：上海科學技術出版社。

彭文煌、黃世勳，2010，中藥藥理學，臺中市：文興出版事業有限公司。

黃世勳，2015，實用藥用植物圖鑑及驗方：易學易懂 600 種，臺中市：文興印刷事業有限公司。

楊永良、張正浩，2000，中醫食療學，北京市：中國醫藥科技出版社。

楊景海，1999，藥用膳食精粹，南寧市：廣西科學技術出版社。

葉明、劉壽永，2004，實用考試速記中藥，北京市：學苑出版社。

葛德宏，2004，家庭藥用湯羹，上海：上海科學技術出版社。

趙中振，2003，香港中藥材圖鑑，香港 (九龍)：香港浸會大學中醫藥學院。

趙中振、陳虎彪，2010，常用中藥材鑑別圖典，香港：萬里機構。

劉公望，2000，中藥學，北京市：華夏出版社。

劉正才，2004，保健益壽藥膳，北京市：人民軍醫出版社。

劉光明、陳麗雲，2004，家庭實用藥粥，上海：上海科學技術出版社。

劉啟庭 (述)，王福席、蘇玲、劉荔、徐磊，臨證本草，北京市：中醫古籍出版社。

衛生福利部食品藥物管理署，2017，可供食品使用原料彙整一覽表，https://consumer.fda.gov.tw/Food/Material.aspx?nodeID=160#

閻文玫，1999，實用中藥彩色圖譜，北京市：人民衛生出版社。

謝文全，2004，本草學，臺中市：文興出版事業有限公司。

謝文全，2004，食經概論 (飲食養生大全)，臺中市：文興出版事業有限公司。

謝文聰，2008，輕鬆認識中藥，臺中市：中國醫藥大學。

闕甫伈、鄧正賢、李明明，2009，現代中藥學，臺中市：華格那企業有限公司。

顏仁熙、傅虹，1995，中國藥茶集錦，重慶：重慶出版社。

顏焜熒，1974，常用中藥之藥理，臺北市：國立中國醫藥研究所。

譚德福，2010，中藥調劑學，北京市：中國中醫藥出版社。

譚興貴，2003，中醫藥膳學，北京市：中國中醫藥出版社。

龔千鋒，2003，中藥炮製學，北京市：中國中醫藥出版社。

龔士澄，1997，臨證用藥經驗，北京市：人民衛生出版社。

國家圖書館出版品預行編目(CIP)資料

藥膳學 / 李昭瑩 , 王儀絜 , 黃世勳編著 . -- 初版 .

-- 臺中市 : 文興印刷 , 民 106.09

面 ; 公分 . -- (中醫藥教材 ; 2)

ISBN 978-986-6784-30-9 (平裝)

1. 中藥學

414　　　　　　　106016147

中醫藥教材 02 (CG02)

藥 膳 學

出版者：文興印刷事業有限公司

地址：407 臺中市西屯區漢口路 2 段 231 號

電話：(04)23160278　傳真：(04)23124123

E-mail：wenhsin.press@msa.hinet.net

網址：http://www.flywings.com.tw

作者：李昭瑩、王儀絜、黃世勳

審校：陳兆祥

發行人：黃文興

總策劃：賀曉帆、黃世杰

美術編輯 / 封面設計：銳點視覺設計 (04)22428285

總經銷：紅螞蟻圖書有限公司

地址：114 臺北市內湖區舊宗路 2 段 121 巷 19 號

電話：(02)27953656　傳真：(02)27954100

初版：中華民國 106 年 9 月

定價：新臺幣 350 元整

ISBN　978-986-6784-30-9 (平裝)

歡迎郵政劃撥

戶名：文興印刷事業有限公司

帳號：22785595

本書特別感謝甜河谷醫藥生技股份有限公司授權引用 SAA 安心標章圖樣